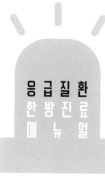

응급질환
한방진료
매뉴얼

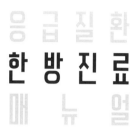

응급질환 한 방 진 료 매 뉴 얼

나카에 하지메 지음
아키타대학대학원 구급 · 집중치료의학강좌 교수

한방내과전문의 **권승원 · 이한결** 옮김

청홍

머리말

　예로부터 감염증 같은 응급질환은 빠르게 대처해야만 병세가 악화될 가능성을 줄일 수 있었다. 특히 과거에는 말라리아, 티푸스, 인플루엔자 같은 열성감염증에 되도록 빠르게 대처하지 않으면 지금보다도 더 큰 위기 상황에 빠졌을 것이 확실하다. 한방의학의 고전인 『상한론(傷寒論)』, 『금궤요략(金匱要略)』을 펼쳐 읽다 보면 감염증, 중독 같은 응급질환 관련 기록이 많아 보이는데, 틀림없이 이 책들은 당시의 「응급매뉴얼」이었을 것 같다. 그것을 환골탈태시켜 현대에도 통하는 쪽으로 한 번 정리해 볼 수 없을까? 생각하며 증례를 모으기 시작한 것이 이 책 집필의 계기이다.

　응급상황에 대한 대처법은 비단 응급의학과뿐 아니라 여러 진료과가 필수적으로 공유해야 할 내용이다. 그러한 상황에서 서양의학뿐 아니라 한방의학적 접근법도 알아둔다면 한층 더 진료의 질이 향상될 수 있을 것이다.

　독자 여러분도 한 번쯤 이런 경험을 해본 적 있을 것이다.

　응급의료에서는 상세한 확정 진단보다 생체징후의 안정이 우선된다. 반면 생체징후에 큰 문제가 없으면, 확정 진단에 얽매인 나머지 여러 검사만 하다 정작 증상 개선을 위한 대응은 후순위로 미뤄지기도 한다. 응급의료에만 해당되는 이야기가 아니다. 환자가 "지금까지 여러 검사를 했지만 증상이 전혀 좋아지지 않았다. 진단은 됐고, 일단 이 증상을 좀 어떻게 해 달라"고 간청하면, 속으로 '다루기 어려운 환자네'라고 생각하면서, 한편으로는 아직 확정 진단이 나오지 않았는데, 그냥 치료를 진행해도 될지 망설이기도 한다. 결국은 대증요법만 하다 동네 의원이나 다른 과 진료, 주로 정신질환으로 보아 정신건강의학과 진료를 받도록 추천하고 귀가시키게 된다.

이때, 한 걸음 나아가 한방으로 환자를 진료해 보면 극적으로 진단과 치료로 이어지는 경우가 있다.

난치 통증 때문에 우울상태에 놓인 환자가 계속 통증을 호소하며 야간응급실외래에 방문한다. 이미 각종 진통제는 처방되어 있다. 어떻게 해야 할까 살펴보다, 환자의 냉증과 수독(水毒), 어혈(瘀血)의 존재를 알아챌 수 있으면 한방의학적 접근을 해볼 수 있고, 증상완화에 도움이 된다.

또한 과호흡증후군으로 여러 번 응급진료를 받은 환자에게 응급외래에서 한방치료를 하여 증상이 해결되면 "지금까지는 주사 치료 후 증상이 개선되어 귀가하면, 다시 또 증상이 발생하는 것의 반복이었습니다. 혹시 심료내과 선생님이신가요? 선생님 외래로 다니고 싶은데…" 나 "선생님은 미륵보살이시군요" 같은 말을 듣게 된다(칭찬일까?!). 그러면 지금까지의 고생이 한 번에 싹 날아가고, 다시 또 한방을 써볼까?

하는 의욕이 생기게 된다. 다발 늑골골절 진통에는 마약과 NSAIDs쪽 진통효과가 빠르다. 그러나 안정된 뒤, 그동안 복용해 온 약 때문에 변비가 생기면, 화장실에 앉아 힘을 쓰다 다시 흉통이 악화되는 경우가 있다. 이럴 때 대황이 함유된 치타박일방은 환자의 삶의 질 측면에서 더욱 좋은 선택지가 될 수 있다.

저자도 지금까지 오랜 기간 응급의료에 종사하였는데, 서양의학만으로는 해결할 수 없었던 증상을 한방치료 단독 혹은 병용으로 해결했던 경우가 헤아릴 수 없이 많다. 하지만 한방은 스스로 사용해 보고 확신을 얻지 못한 채로는 그 결과를 밖에 내놓을 수 없다고 생각하여 지금까지 오로지 증례를 쌓아 올려왔다. 그렇게 모아 온 한방치험례도 이제 5,000례를 넘었다. 그리고 이제는 어느 정도 재현성도 얻을 수 있다는 확신에 이르렀다. 이에 평소 임상에서 응급증상에 응용 가능한 저자 스스로가 매일 매뉴얼로 사용하고 있는 방식을 많은 분들과 공유하고 싶어져 이 책을 세상에 내놓게 되었다.

요즘은 지진, 화산분화, 태풍, 호우, 홍수 등이 쉬지 않고 일본열도를 습격하여 재난의료가 주목받고 있다. 재난 시에는 한정된 의료자원으로 치료를 할 수밖에 없다. 저자도 2011년 동일본대지진 피해지역 지원 때 보유 양약이 한정되어 한방약(이것도 한정되어 있었지만)을 사용해 본 경험이 있다. 이와 같이 재난의료에서도 한방치료는 유용하고 한방을 사용하면 치료 선택지가 훨씬 증가한다.

이 책은 여러 응급상황에 대처할 수 있는 한방치료를 제시하고 임상현장에서 바로 선택할 수 있도록 함과 동시에 시간이 있을 때, 그 근거도 이해할 수 있도록 구성하였다. 이 책은 한방에 흥미를 갖고 있거나 실제 한방치료를 실천하고 있는 또는 앞으로 한방을 사용해 볼 생각인 임상의를 대상으로 일상진료에서도 보편적으로 응용 가능하게 작성했다.

지금까지의 치료방식에 만족하지 못해, 현 상황을 어떻게든 타파해 보고 싶어 이 책을 손에 넣은 독자가 있다면, 도움이 되길 바란다.

저자 **나카에 하지메**

차 례

제2장 중환자실(ICU)편 89

제3장 재난의료에 응용할 수 있는 한방

부 록

그림

총 론

제 1 장

응급질환에서 한방치료를
활용하기 위한 기본 상식

응급외래야말로 한방이 활약하기 딱 좋다!

응급외래에는 각종 질환부터 외상까지 각양각색의 질병이 모여 든
다. 고령화가 진행되면서 진료 받는 환자도 다양한 기왕력을 가지고 있
어, 주(主) 호소는 하나더라도 다장기(多臟器), 다질환(多疾患)에 대처해
야 하는 경우도 많다. 폴리파머시(다제병용)의 관점에서도 가능한 적은
처방으로 여러 증상에 대응하는 것이 중요하다.

양약은 하나의 유효성분으로 대응하기 때문에 작용기전을 알기 쉽
고 한 증상에 1:1로 대응한다. 반면 한방약은 여러 성분의 약재 조합
이기 때문에 2종류의 약재를 조합하면, 작용은 2가지뿐 아니라 더욱
새로운 작용이 등장할 때도 있다. 곧 한방약은 한 가지 처방에 여러
작용이 있어서 여러 증상에 한 번에 대응할 수 있기 때문에 응급상황
에서 활약하기 딱 좋다. (그림1 p.130)

생체 방어반응이라는 발상

병인물질(한방의학에서는 병사〈病邪〉라고 한다)에 대해 생체는 무엇 하
나 헛된 반응은 하지 않는다. 서양의학에서는 발열, 구토, 설사, 통증

등의 증상을 장애인자로 인식하여 그 증상을 완화하도록 대처해간다. 반면 한방의학에서는 그 증상을 어떠한 원인의 결과인 생체 방어반응으로 표출하고 있다고 하여, 억지로 억제하려는 대처법은 사용하지 않는다. (그림2 p.130)

체온은 너무 높아지면 단백변성을 일으켜 불가역적 장애가 일어날 위험성이 있다. 그러나 체온상승은 외래미생물을 살균하고 효소활성을 높여 생체 방어기능을 한다. 중독이 원인인 구토에 제토제(항구토제)를 투여하면, 구토는 멈추지만 대사 독극물은 혈중에 오래 남을 위험성이 있다. 구토 자체를 독극물을 몸밖으로 내보내기 위한 방어반응으로 생각하면 대처법도 바뀌게 된다. 마찬가지로 설사 역시 한방의학에서는 체내 여분의 독소를 체외로 배출하는 방어반응으로 생각한다. 외상과 감염에 동반되는 염증반응 역시, 염증성 사이토카인 같은 화학전달물질(chemical mediator)이 생성된 결과, 환부에 발적, 열감, 종창, 통증을 보이는 것인데, 서양의학에서는 그에 대응하기 위해 소염진통제를 투여하고 있다. (그림3 p.131)

상호보완하는 서양의학과 한방의학

한방약 중에도 국소염증을 억제하는 약재가 있는데, 이런 약재들은 당면한 증상을 완화시킨다(이것을 표치〈標治〉*라고 한다). (그림4 p.132, 그림5 p.132) 극심한 종창과 통증은 경감시켜야 하지만, 화학전달물질이 생성되는 것은 침습에 대한 생체의 정당한 방어반응이라고도 할 수 있다. 그리고 열감은 혈관확장을 통해 혈류를 개선시켜 치유해 가는 과정으로도 생각할 수 있다. (그림3 p.131) 그렇게 생각하면 통증에 대한 치료방법도 여러 가지일 수 있다(이것을 표치의 반대말로 본치〈本治〉*라 한다). 한방으로는 만성기, 특히 냉증에 대한 치료를 고려해 볼 수 있다.

(그림6 p.133) 또한 육병위(六病位* p.29 참조)라는 개념도 응용해 볼 수 있다. (그림7 p.133)

다만 심근경색과 출혈성쇼크 같은 동맥, 대혈관계 질환은 서양의학적 수단을 우선시해야 한다. 반면 미세순환장애(어혈〈瘀血〉*)와 림프계 질환(수독〈水毒〉*)은 한방의학이 우수한 분야이다.

실제 혈관계의 99%는 모세혈관이고, 미세순환이 담당하는 생체에서의 역할은 지금까지 생각해 온 것 이상으로 크다. 또한 간질(결합조직)은 체중의 20%에 해당하는 체액으로 채워져 있고 체액의 이동통로(림프계)로써도 기능하고 있다.

서양의학과 한방의학의 상호우열을 가리는 것보다, 질환을 다면적으로 분석함으로써 새로운 대처법을 만들어 낼 수 있다고 생각하면 좋겠다. 곧 서양의학과 한방의학은 상반하는 것이 아니라 상호보완적인 것이고 서로의 장점을 최대한 활용하여 환자에게 가장 적합한 치료를 제공하는 것이 제일 중요하다. 양쪽을 적절히 조합하는 하이브리드형 의료를 전개함으로써 병태를 빠르게 개선시킬 수 있을 것이다.

제 2 장
응급질환 한방치료 요령

한방약 투여법

응급 시 또는 중환자에게 한방치료를 할 때, 효과적인 투여법은 다음과 같다.

1) 함유 약재수에 따라 구분하여 사용한다

한 가지 약재에도 여러 작용이 있으며, 따라서 당연히 여러 약재로 구성된 한방약은 한 처방으로도 여러 증상에 대응할 수 있다(다성분계 약물). 반면 함유 약재수가 너무 많으면 한 처방 속 약재별 분량이 적어져 효과가 느려진다. 따라서 급성기에는 속효성을 기대하여 함유 약재수가 적은 한방약을 사용한다. 갈근탕, 안중산, 소시호탕, 반하사심탕, 억간산, 치타박일방 같이 7가지 정도의 약재로 구성된 처방 정도면 사용해 볼 만 하지만, 표1(p.22)에 제시된 5가지 미만의 약재로 구성된 처방이라면 더욱 효과 발현이 빠르다. (부록2 p.109 참조)

2) 미온수(微溫水)에 녹인다

응급외래에서도 한방약은 미온수에 녹여 복용하게 한다. 특히 냉증에는 따뜻하게 복용하는 것이 효과가 좋다. "틀니에 끼어 힘들어요"

"목에 걸렸어요" 같은 불편감을 이야기하기도 하는데, 이에 대비하여 충분히 녹여 복용하게 한다.

엑기스제 1포를 따뜻한 물 20mL에 녹인다. 빠르게 녹이려면 전자레인지에 돌린다. 물, 끓인 물, 전자레인지로 한방약을 녹인 경우 각각의 항(抗)산화력을 비교 검토한 연구에서 3군 간에 유의한 차이가 없

표 1 함유 약재수로 본 속효성을 기대해 볼 수 있는 한방약

한방약	약재수	적응증	임상응용
작약감초탕	2	통증 동반 근경련	담석증, 치핵통, 요관결석, 딸국질, 온열질환(열경련), 파상풍
길경탕	2	편도염, 편도주위염	급성인두염
대황감초탕	2	변비	
소반하가복령탕	3	구토	입덧, 위장염
인진호탕	3	간기능장애	구내염, 두드러기
감맥대조탕	3	경련	공황발작
마황부자세신탕	3	급성상기도염	독감, 알레르기비염
삼황사심탕	3	고혈압	코피
대건중탕	4	복통	마비성 장폐색
마황탕	4	급성상기도염	독감
마행감석탕	4	기관지천식	연조직염, 고환염
영계출감탕	4	어지럼(dizziness)	공황발작
오수유탕	4	두통	편두통, 딸꾹질
황련해독탕	4	피부가려움	코피, 숙취, 섬망
대승기탕	4	변비	고열, 파상풍
마행의감탕	4	관절통	관절수종

었다고 하니 전자레인지를 사용해도 무방하다. (그림8 p.134) 다만 오령산, 소반하가복령탕 같이 구토에 투여하는 처방은 차갑게 복용하는 편이 한방약 특유의 향으로 인한 구역감 유발 방지에 낫다. 또한 코피나 소화관출혈에 황련해독탕을 투여할 때도 차갑게 복용한다. 복용이 힘들면 젤리, 푸딩, 잼에 섞거나 오블라토(역자 주: 전분으로 만든 얇은 박편. 쓴 약을 여기에 싸서 복용)를 사용하거나 차에 녹여도 좋다. 유아는 물에 섞어 페이스트(역자 주: 갈거나 개어서 풀처럼 만든 것) 형태로 복용시키거나 경구개에 소량씩 발라도 좋다.

3) 단기집중적으로 복용한다

한방약은 주로 「저분자」 「배당체(글리코시드)」 「다당체」 3 성분으로 구성되어 있다. 저분자는 그대로 흡수되기 때문에 혈중농도의 최고치는 1시간 이내이다. 배당체는 그대로는 흡수되기 어렵고 자화균이 당을 분해한 6~12시간 이후에 효과를 발휘한다. 면역에 관여하는 $\beta-D-$글루칸 같은 다당체는 분자량이 100만 달톤 이상으로 그대로는 흡수되지 않는다. 따라서 초급성기에는 저분자와 약간의 배당체의 효능을 기대하는 것이기 때문에 통상적인 용량만으로는 충분한 효과를 얻을 수 없다. 또한 엑기스제는 전탕약보다는 품질은 균일하지만, 농도의 미세한 조절이 어렵다. (그림1 p.130) 인스턴트 커피와 드립 커피의 차이를 생각하면 된다(다만 최근에는 인스턴트커피도 맛이 좋아지고 있듯 엑기스제의 품질도 좋아지고 있다).

그래서 **처음에는 「3포요법」을 한다.** 3포요법이란, 단숨에 엑기스제 3포를 복용하여 증상이 개선되면 복용을 종료 또는 이후에는 통상적인 투여 용량으로 돌아가는 방법이다. 전탕약 위주로 사용하는 중국에서는 일본의 3~6배에 해당하는 통상 복용량을 사용하고 있기 때문에 3포를 한 번에 복용해도 단기간이라면 문제는 없다. 반드시 3포를 투여해야 하는 것은 아니지만, **조기 증상개선을 위해서는 일단 많은 용량을 투여할 필요가 있다. 투여기간은 3일**로 그 이상의 기간이 필요하면 2가지 처방병용투여를 검토한다. 소아에게 약을 투약할 때는 기본용량을 성인보다 감량해야 하지만, 처음에는 그 2배량 정도를 복용시켜 속효를 기대해 볼 수 있겠다. (표2)

증상이 개선되면 예방적 투여를 계속할 필요는 없으며 복용을 종료한다.

표 2 소아의 한방약 복용량

연령(세)	투여량 기준	3포요법 기준
0~2	1/4	1/2
2~4	1/3	2/3
4~7	1/2	1
7~15	2/3	2
15~	1	3

4) 비위관으로 투여가능

응급기에는 경구섭취가 어려운 경우가 있다. 이때는 비위관으로 투여할 수도 있다. (그림8 p.134)

5) 관장투여도 가능

배당체는 직장점막을 통과할 수 있다. 그래서 구역, 구토, 복통 같은 소화기 증상이 심하여 비위관을 이용한 투여가 힘들 때, 넬라톤 튜

브를 항문에 넣고 투약한다. (그림8 p.134) 관장투여는 속효성을 기대해
볼 수 있다.

6) 식전, 식후에 구애받지 않는다

한방약을 식전이나 식간에 투여하는 이유는 1)독특한 쓴맛과 향이
있기 때문에 음식물과 함께 들어가면 오심을 일으킨다, 2)공복 시에는
위(胃) 안이 산성이 되기 때문에 알칼로이드 흡수가 억제된다, 3)한방
약은 음식과 기원이 같으므로 식후에 복용하면 상호작용이 일어날 수
있다, 4)공복 시 복용할 경우, 장내세균 대사를 받기 쉬워 흡수가 더
잘 된다, 등이다. (그림9 p.134)

그러나 식후투여에 따른 부작용 사례보고는 없으며, 식전과 식후
혈중농도에 큰 차이가 있을 것이라고 보기는 어렵다. 양약을 식후에
복용하고 있다면, 한방약 식전투여는 복용횟수를 배로 만들기 때문에
본인이나 보호자의 번거로움도 늘어나고 복용을 잊어버릴 가능성도
있다. 복용을 깜박했다면, 바로 식후에 복용해도 좋다. 응급상황에서
는 식후복용하는 것이 보다 속효성을 기대할 수 있지만, 어떻게 복용
해도 무방하며, 특히 응급질환에는 식사 유무와 상관없이 즉시 복용
한다.

원래 일본의 식생활은 1일 2식(오전 10시~점심 무렵, 오후 4시경)인데, 1
일 3식이 된 것은 에도시대 후기 이후이다. 따라서 한방약도 1일 3회
에 구애받을 필요 없이 3포/일을 아침 1포, 저녁 2포 같은 방식으로
나눠 복용할 수도 있다.

7) 두 가지 처방의 병용을 고려한다

약재 개수가 적고 1회 투여량이 많으면, 속효성은 기대할 수 있지만,

중환자실에서 만나게 될 만성 중증례에 한방약을 쓸 때는 주 단위로 처방을 결정하는 경우가 있다. 그럴 때는 두 가지 처방을 병용하는 방식으로 투약법을 바꾼다.

구체적인 예는 다음과 같다. 다발외상으로 광범위한 피하출혈과 고도의 내출혈을 동반한 경우, 치타박일방 6포/일을 계속 쓰고 싶지만, 이것은 의료보험제도상 문제가 될 가능성이 있다. 그래서 다친 지 3일까지는 치타박일방 3포/일+통도산 3포/일 같은 방식으로 복용법을 변경한다(역자 주: 일본의 보험 상황을 반영한 설명으로 국내 상황과는 맞지 않다.).

또한 파상풍의 경우, 작약감초탕 6포/일로 증상은 일단 개선될 수 있으나, 파상풍 독소인 테타노스파스민의 생성량이 많아지면 전신경련 같은 증상이 오래 지속된다. 대량의 감초를 장기간 복용하면 부작용으로 가성알도스테론증 발생 위험성도 증가한다. (부록1 p.104 참조). 이때 감초투여량을 조절하기 위해서는 작약감초탕 3포/일+갈근탕 3포/일 등으로 변경한다.

제 3 장

응급질환 실제 한방약 활용법

응급질환의 2가지 접근법

응급질환에는 약리효과를 고려해서 병명처방을 활용(표치)과 한방 이론을 응용한 한방의학적 활용(본치), 이 2가지 접근법을 사용할 수 있다. (그림5 p.132)

약리작용이 밝혀져 있는 한방약을 활용한다

병명처방 활용에는 주로 작약감초탕, 대건중탕, 육군자탕, 오령산, 인진호탕, 억간산, 맥문동탕, 반하후박탕 같이 약리작용이 알려진 처방을 활용한다.

작약감초탕은 중추성 진통작용과 말초성 근이완작용이 있어(그림10 p.135) 통증 동반 근경련(쥐남), 파상풍 같은 다양한 근경련에 응용할 수 있다.

대건중탕은 장관운동 항진작용과 혈류증가작용이 밝혀져 있어 장관 연동을 촉진해야 할 때 응용할 수 있다. (그림11 p.136) 요로결석 배석을 촉진하고자 할 때는 작약감초탕과 저령탕을 병용한다.

육군자탕에는 소화관운동촉진작용이 있다. 특히 위 적응 이완촉진 작용과 위 배출 촉진작용을 통해 위 연동을 촉진한다. 또한 그렐린 분비를 촉진시켜 식욕을 증진시킨다. (그림12 p.137) 예로부터 육군자탕은 우울에 사용되어 왔는데, 이 또한 일리가 있다. 또한 육군자탕은 Surtuin1 유전자를 활성화하여 건강수명을 연장시킬 수 있는 것으로 밝혀져 있다.

오령산은 아쿠아포린 발현을 억제하여 부종을 경감시키고 항염증작용도 발휘하는 것으로 알려져 있다. (그림13 p.137) 따라서 두통, 어지럼증, 급성위장염, 멀미, 숙취, 흉수, 복수 등 수분 밸런스 조절이 필요할 때, 응용된다.

인진호탕에는 황달경감, 이담작용과 섬유화 억제작용이 있어 간기능 장애에 응용할 수 있다. (그림14 p.138)

억간산은 세로토닌 신경계와 글루타민산 신경계에 작용하는 것으로 밝혀져 있다. 또한 신경염증(neuroinflammation)에는 신경교세포가 활성화되며 염증성 사이토카인이 생성되는데, 억간산에는 미세아교세포(microglia)와 성상교세포(astrocyte) 활성화 억제작용이 있는 것으로 밝혀지고 있다. 따라서 억간산은 섬망과 치매 주변증상에 응용된다.

맥문동탕은 말초성 진해작용, 기도자윤작용, 거담작용이 있다. 흥미롭게도 오령산과는 반대로 아쿠아포린5의 기능을 회복시켜 자윤작용을 발휘하는 것으로 알려져 있다. 그러므로 마른기침에 쓸 수 있다.

반하후박탕에는 도파민 분비증가작용과 P물질(substance P) 분비 증가작용이 있다. 따라서 연하반사나 기침반사를 개선할 수 있다.

※

한방치료법에는 「보사원리(補瀉原理)」라 하여 보법(補法)*과 사법(瀉法)* 2종류의 치료법이 있다. 병명처방 활용은 거의 사법에 해당한다. (그림5 p.132) 또한 여러 연구에 따르면 대부분의 한방약에는 강력한 항산화작용이 있어, 항염증작용을 발휘한다. (그림15 p.138)

육병위(六病位), 기혈수(氣血水), 보법(補法)

한방의학적 활용에는 육병위, 기혈수* 보법 등을 응용한다.

육병위란 병기분류로 병기는 「양(陽)」에서 「음(陰)」 증상으로 진행하고 다시 각각 3개의 양기(陽期)와 3개의 음기(陰期)로 나뉘어, 모두 6개의 단계로 나뉜다. (그림7 p.133 그림16 p.139)

병기 이동에 따라 「증(證)」의 변화가 일어나고 사용할 처방도 바뀐다. 덧붙여 증이란 환자와 처방 간의 상성(相性)을 진단하기 위한 수단으로 증이 잘 맞으면, 그 한방약은 약효를 최대한 발휘하고 부작용 발생 가능성이 매우 줄어들게 된다.

원칙적으로, 병사(病邪. 병독〈病毒〉)는 양증(陽證)*에서 음증(陰證)*으로, 표증(表證)* (체표부)에서 이증(裏證)* (체내, 내장)으로, 열증(熱證)*에서 한증(寒證)*으로, 실증(實證)*에서 허증(虛證)*으로 진행한다. (그림7 p.133) 덧붙이면 허실에는 신체 쪽 허실(체력: 정기〈正氣〉*의 강도)과 병사 쪽 허실이 있고, 그 균형에 따라 치료방법이 정해진다. (표3)

표 3 허실이란. 정기(正氣)*와 병사(病邪)의 성쇠(盛衰)

정기(항병능력)	병사(병독)	증(證)	치료
실(충실)	실(강)	실증(實證)	사법(瀉法)
실(충실)	허(약)	−	−
허(부족)	실(강)	허실협잡 (虛實挾雜)*	부정(扶正)* 거사(祛邪)*
허(부족)	허(약)	허증(虛證)	보법(補法)

예로부터 병사(病邪)는 체표 중에서도 상반신에서 발증(發症)한다고 생각되어 왔는데, 감염증 치료에도 이 육병위를 응용할 수 있다. (그림 16 p.139, 그림17 p.140) 유선염 초기에 갈근탕을 사용하는 것도 이 육병위를 응용한 것으로, 증상의 진행과 함께 병사가 체표에서 체내로 진행해 가기 때문에 시호제*(시호와 황금이 함유된 한방약)를 병용하게 된다. (그림18 p.141) 시호와 황금의 조합은 소양병(少陽病)*의 왕래한열(往來寒熱* 오한〈惡寒〉*과 발열이 번갈아 오거나, 혹은 열이 올랐다 내렸다 하는 것), 흉협고만(胸脇苦滿)* 기침, 구고(口苦)*에 사용한다. 파상풍도 초기에 갈근탕을 사용하지만, 변비 같은 소화기 증상이 생기면 양명병기(陽明病*期)로 인식하여 대승기탕으로 변경한다. (표17)

표 17 파상풍(경병〈痙病〉*) 한방치료

경병 (痙病)	증(證)	분류	한방약	효과 증강	특징	병용치료
유경 (柔痙)*	표증	국소형	계지탕	작약감초탕	발한, 오한 없음	파상풍 toxoid tetanobulin 항균제
	이증		대시호탕		전신 근경련 없음	
강경 (剛痙)*	표증	전신형	갈근탕		무한(無汗), 오한, 심한 전신 근경련	파상풍 toxoid tetanobulin 항균제 항경련제 황산마그네슘 근이완제
	이증		대승기탕			

생체의 이상을 설명할 생리적 인자로 기혈수(氣血水)를 쓸 수 있다. (그림 19 p.141) 가장 균형 잡힌 상태(best condition)가 중용(태극)이며, 질병이

어떤 위치에 있는지 확인하여 중용으로 돌아가게 하는 한방약을 선택한다.

기(氣)는 동적 균형이 무너지면 상승한다. 기의 이상에는 기가 부족한 「기허(氣虛)*」, 기의 순환이 정체된 「기체(氣滯)*」, 막힌 기가 아래로 내려가지 않고 거꾸로 위로 올라오는 「기역(氣逆)*」 등이 있다.

기체는 흉부와 복부, 혹은 양쪽에서 발생한다. 흉체(胸滯)의 특징적인 증상으로 인후 막힌 느낌(인중자련〈咽中炙臠〉)이 있다. 이것은 음식물이 막힌 것이 아니라 공기가 막힌 느낌으로 매핵기(梅核氣)*라고도 한다. 인중자련*(인후 막힌 느낌)을 목표로 반하후박탕을 불안신경증, 기침, 입덧 등에 사용한다. 공기연하증, 복부팽만, 거대결장에도 응용할 수 있다.

공황발작은 기역 중 하나로 다룬다(분돈병〈奔豚病〉*). 감초에는 급박(急迫* 증상이 격렬하여 괴로워하는 절박한 상황)을 치료하는 작용이 있기 때문에 영계출감탕, 감맥대조탕 등 감초를 함유한 한방약을 사용한다.
(그림20 p.142)

혈(血)은 동적균형이 무너지면 정체 또는 하강한다. 혈의 이상에는 혈이 부족한 「혈허(血虛)*」와 혈이 정체된 「어혈(瘀血)*」이 있다. 어혈이란 미세순환장애로 생각되며 외상에 의한 혈종이나 피하혈종도 어혈로 인식한다. 계지복령환, 치타박일방, 통도산 등을 단독 또는 병용하여 여러 외상에 응용할 수 있다. 외상성 경부증후군(경추염좌)에는 치타박일방에 오령산과 소경활혈탕을 병용하여 두통, 저림의 경감을 노려 볼 수 있다.

수(水)는 동적균형이 무너지면 정체 또는 하강한다. 수의 이상은 「수독(水毒)」이라 부르는 체액의 편재로 생각된다. 응급질환 한방치료에는 오령산과 월비가출탕이 자주 사용된다. 월비가출탕에는 석고가 함유되어 있어 열감이 심한 염증성 종창에 사용된다. (그림4 p.132) 연조직염, 통풍, 가성통풍, 동물교상, 대상포진, 화상에도 응용할 수 있지만, 살모사 교상 등 심한 염증성 종창의 경우는 오령산이나 시령탕과 병용하면 치료 효과가 좋아진다.

기혈수 각각의 '막힘'이나 '정체'가 여러 병태의 탄생에 관여하므로, 이것을 해소해야 한다. 즉 "흐름을 좋게 하자"는 것을 의식하는 것 자체가 치료의 열쇠가 된다. (그림21 p.142)

※

보법이란 생체 내 부족한 기혈수를 보충하여 전신상태를 개선하고 병사를 체외로 내보내는 방법이다. (그림5 p.132). 이는 한방치료의 주요 특징 중 하나이다. 중환자실에서도 MRSA 같은 난치성 감염증이 병발한 경우나 원 질환 치료가 장기화되어 우울 증상이 있는 경우 등에 보제(補劑)인 보중익기탕이나 십전대보탕을 사용하여 병태를 개선할 수 있다. 이러한 치료도 역시 결국은 기혈순환을 좋게 하여 체외로 병사를 배출하는 것이라고 할 수 있을 것이다.

각론

응급질환 한방진료 매뉴얼

제 1 장

응급외래

1. 호흡기질환

■ 급성상기도염·독감

발병 1주 이내와 그 이후에도 남아있는 감기를 치료하는 방법은 다르다. (그림17 p.140)

발열이 있더라도 오한전율(惡寒戰慄)이 동반된 상태는 따뜻하게 하여 발한(發汗)시키는 것을 제1목표로 한다. (그림7 p.133) 오한은 없고 열감만 있으면 해열소염(解熱消炎, 청해〈淸解〉*)을 도모한다. 다만 발열은 생체 방어반응이므로 해열제 사용은 조심스럽게 하는 것이 좋겠다. 식욕이 떨어지는 경우도 있는데, 이것도 역시 생체 방어반응이다.

소화기계 기능을 잠시 멈추어, 백혈구 탐식능과 살균능 같은 생체반응을 높이는 데 전력을 다하고 있는 것이다. 그리고 일단 음식섭취를 중단함으로써 혈액을 정화하는 효과도 있다.

따라서 무리하게 식사를 유도할 필요는 없으며 수분, 전해질 보충 정도만 하면 된다.

〈중풍(中風), 상한(傷寒), 온병(溫病)과 육병위(六病位)〉

　서양의학에서는 통상적인 감기와 독감에 쓰는 약이 다르다. 한방의학에서는 자한(自汗)*이 있는 것을 중풍(中風)* 땀이 나지 않는(無汗) 것을 상한(傷寒)* 초기부터 갈증 등의 탈수증상이 있는 것을 온병(溫病)*이라 칭하며, 증후에 따라 구별할 뿐, 특별히 감기와 독감을 구별하여 한방약을 사용하지는 않는다. (표4)

표4 감기와 독감 대처방법

서양의학	감기	독감
원인	다양한 바이러스	인플루엔자 바이러스(A형, B형, C형)
증상	인두통, 콧물, 재채기, 기침	+전신증상(두통, 관절통, 근육통)
발열	고열 드묾	고열 빈번
중증화	드물다	급성뇌증, 폐렴
예방	기침예절, 손 씻기, 적정 습도 유지, 휴양, 보온, 양치질	+백신 접종
치료	대증요법	오셀타미비르, 자나미비르, 페라미비르, 라니나미비르, 아만타딘*1, 발록사비르 마르복실 , 파비피라비르*2

한방의학	중풍(中風)	상한(傷寒)	온병(溫病)
증상	자한(自汗), 두통과 신체통이 가벼움	무한(無汗), 두통과 신체통이 심함	갈증
치료	향소산, 갈근탕, 마황탕, 마황부자세신탕, 소청룡탕(콧물), 소시호탕, 시호계지탕(소화기증상), 천궁다조산(두통), 맥문동탕(건성기침), 마행감석탕(열담), 반하후박탕(습담)		은교산 백호가인삼탕

*1: A형에만, *2: 신종, 재발형에만

육병위(六病位)는 발열의 형태로 병기를 구별하는 개념이다. 곧, 태양병(太陽病)*은 오한발열(오한과 발열이 동시에 있음), 소양병(少陽病)은 왕래한열(往來寒熱), 양명병(陽明病)은 고열·오열(惡熱*, 열만 있고 오한은 없음)이라는 특징이 있다.

〈합병(合病)과 병병(併病)*〉

감기와 독감의 증상은 전형적인 것만 있는 것이 아니라, 합병(合病)*으로 나타나기도 한다(태양병+소양병, 태양병+양명병, 소양병+양명병, 태양병+소양병+양명병 등). 합병이란 두 병위나 세 병위의 증상이 동시에 나타나지만, 그 본체는 1개뿐인 것으로, 증상이 심한 쪽 병기에 맞는 한 가지 한방약으로 치료할 수 있다. (표5) 태양병+양명병 합병이 있으면 발열, 오한, 무한(無汗), 경항부긴장이 있으면서, 설사가 동반된다. 그러나 지사제 병용은 불필요하며 태양병에 쓰는 갈근탕만 사용해도 설사까지 개선된다.

표5 합병 대처방법

합병(合病)	증상	대처방법
태양병+양명병	설사 구토 기침, 흉부압박감	갈근탕(해표) 갈근가반하탕(해표) 마황탕(해표)
태양병+소양병	설사 구토	황금탕(화해) 황금가반하생강탕(화해)
소양병+양명병	설사	대승기탕(사하)
태양병+소양병+양명병	전신작열감, 오열(惡熱), 갈증	백호탕류(청해)

반면 병병(倂病)*이란 한 가지 질환(병사)이 여러 병위(病位)에 증(證)을 일으키는 것으로, 각 병위가 서로 영향을 주며 동시에 진행한다. 치료전략은 선표후리(先表後裏* 표증과 이증 병존 시에는 표를 먼저 치료한다), 선외후내(先外後內* 밖과 안 중에서 밖부터 먼저 치료한다), 선급후완(先急後緩* 급격한 중증 쪽을 먼저 치료하고 완만한 경증 증상을 뒤에 치료한다), 합방(合方* 증〈證〉이 병존하는 경우, 처방을 혼합하여 사용한다) 등의 법칙에 따라 치료한다.

실제로 각 병기에 대응하는 2종류의 한방약이 필요하다. (그림22 p.143) 계지탕+마황탕(계마각반탕), 계지이월비가출탕(계지탕+월비가출탕), 시호계지탕(태양병과 소양병에 대응하는 합방), 시호계지건강탕(소양병과 태음병에 대응하는 합방) 등이 그 예이다.

태양병과 태음병(太陰病)* 병병에는 오한발열이 있으면서 설사와 심하비경(心下痞硬)*이 동반된다. 이 경우 계지인삼탕을 사용한다. 노로바이러스 감염증은 구토, 설사 같은 소화기증상(이〈裏〉)이 주 증상이다. 거기에 발열과 호흡기증상이 동반되어(표〈表〉), 「장감기」라 불린다. 이때 계지인삼탕을 사용한다.

독감의 증상 진행은 매우 빨라, 합병이 잘 일어난다. 유행기에는 환자가 쇄도한다. 그런 상황에 바로 합병인지 병병인지를 감별하기 쉽지 않다. 내원 시점의 주 증상을 2개 정도로 좁혀서, 우선은 한 가지 한방제제로 그에 대한 치료를 한다. 그리고 남은 증상(변화된 증상)을 다음날 대응하는 것도 한 가지 방법이다. 또한 소아 독감은 증상이 다양하더라도 마황탕 한 가지만으로 대응 가능한 경우가 많다.

신체통, 무한(無汗)	마황탕
두통, 경항통, 무한(無汗)	갈근탕
신체통, 자한(自汗)	시호계지탕
콧물, 재채기	소청룡탕
인두통, 오한	마황부자세신탕
위장허약	향소산

• 효과증강

두통이 심할 경우	천궁다조산을 병용
이장열(remittent fever)	소시호탕을 병용
심한 기침	맥문동탕을 병용
인두통	길경탕★을 병용
허약	마황부자세신탕+향소산
허약한 사람의 기침	마황부자세신탕+반하후박탕
허약한 사람의 자한(自汗)	마황부자세신탕+계지탕

★길경탕은 가글하며 복용한다. (그림8 p.134)

■ 기관지천식

　기관지천식의 발작강도는 경도(소발작), 중등도(중발작), 고도(대발작), 심각으로 분류된다. 중발작 이상에는 양약치료(β_2 작용제 흡입, 스테로이드)를 우선적으로 사용하지만, 소발작에는 「3포요법」(p.23 참조)을 하면 한방약 단독으로도 증상을 개선할 수가 있다.

　오호탕은 마행감석탕에 상백피가 더해진 것으로 기침이 심할 때 사용하는데, 소아에서는 제1선택약이다.

한랭 자극에 발작	소청룡탕+마행감석탕
온열 자극에 발작	마행감석탕

• 효과증강

소아	소청룡탕+오호탕
심한 기침	마행감석탕+시박탕

■ 기관지염·폐렴

　기관지염·폐렴은 원인 병원체를 찾아 항균제, 항바이러스제, 항진균제를 투여한다. 염증 자체의 억제에는 소량의 스테로이드 투여가 유효하지만, 실제 임상에는 스테로이드 합병증이 우려되어 그 처방이 쉽지 않다. 이때 한방치료를 병용한다. 객담 성상에 따라 한방약을 선택한다. (그림23 p.144)

　간질성폐렴에는 계지복령환, 간질성폐렴 이외에는 소시호탕 병용도 유효하다.

농성 객담	청폐탕
기침	마행감석탕

• 효과증강

	청폐탕+마행감석탕
점조 객담	맥문동탕을 추가

■ 딸꾹질

　횡격막, 늑간근, 전사각근 같은 호흡근의 간대성 경련에 의한 것으

로 다시냅스 불수의 반사로 생각된다. 근경련이기도 하기 때문에 근이
완작용이 있는 감초를 응용한다.

성인	작약감초탕
고령자, 냉증	오수유탕
임신중	맥문동탕

• 효과증강

성인	작약감초탕+반하사심탕
고령자, 냉증	오수유탕+작약감초탕
체력저하	보중익기탕+작약감초탕

• 경혈(經穴)* 자극

딸꾹질에는 경혈 자극도 유용하다. 천돌(天突)과 테라사와 포인트(극
하근 경결점)를 지압하거나 침 치료한다. (그림24 p.144)

2. 순환기질환

■ 고혈압

한방약은 혈압강하작용이 약하므로 고혈압응급증에는 니카르디핀 정맥주사치료가 우선이다. 그 후 한방치료로 보조한다. 또한 정맥주사를 할 정도는 아니지만, 휘청거림 두통으로 응급진료를 하게끔 만드는 고혈압은 한방치료 적용대상이다. 황련해독탕의 황련, 황금, 황백, 산치자는 모두 청열약(淸熱藥)으로 상반신 충혈을 개선하고 정신을 안정시킨다. (그림25 p.145) 그러므로 안면홍조, 상열감이 있는 고혈압에 사용한다. 산치자에는 지혈작용도 있다.

안면홍조	황련해독탕
불면	시호가용골모려탕
두통(아침 두중감)	조등산
안구결막충혈	칠물강하탕

• 효과증강

비만	방풍통성산을 추가
변비	삼황사심탕을 추가
요하지통	팔미지황환을 추가

■ 두근거림

두근거림의 원인이 심장이거나 혈관병변인 경우, 원인질환 치료를 우선한다. 전신성(생리적작용: 과로, 교감신경: 스트레스 등)과 심인성(자율신경실조: 공황장애, 우울증, 갱년기장애 등)인 경우는 한방치료 적용대상이다.

영계출감탕은 심계항진에 자주 쓰인다. 심하비(心下痞)와 제상계(臍上悸)*가 확인되면 사용한다. (그림26 p.145) 자감초탕은 발열, 탈수 등으로 두근거릴 때 사용한다.

갑상선기능항진증에 따른 두근거림에도 응용 가능하다. 두근거림이 심한 경우에는 시호가용골모려탕을 병용한다.

두근거림	영계출감탕

• 효과증강

숨참	영계출감탕+자감초탕
변비	영계출감탕+삼황사심탕
요하지통	영계출감탕+팔미지황환
불안	영계출감탕+시호가용골모려탕

3. 소화기질환

■ 구내염

입안에 도포하면 수분 내에 겔모양의 보호막이 생기는 국소관리용 하이드로겔 창상피복·보호재도 판매되고 있지만, 이것은 치과의사만 처방할 수 있어 응급외래에서는 편하게 사용하기 어렵다. 성인 수족구병의 구내염은 매우 격렬하므로 한방치료의 좋은 적응증이 된다. 작약감초탕이나 감초 한 가지만 들어있는 감초탕도 사용할 수 있다. 항암제 투여에 동반되어 발생하는 구내염에는 반하사심탕이 제1선택약이다. 반하사심탕에는 PGE_2 생산억제를 통한 진통·항염증작용과 점막회복작용이 있는 것으로 밝혀져 있다. 또한 함유되어 있는 황련의 성분 중 하나인 베르베린에는 항균작용도 있다.

구내염	반하사심탕

※약을 식혀 입 안에서 가글하며 조금씩 삼킨다. 가글한 뒤 그대로 뱉어내도 좋다. 또한 제제 자체를 환부에 도포해도 좋다. (그림8 p.134)

• 효과증강

심한 통증	반하사심탕+작약감초탕
체력저하, 면역저하	반하사심탕+십전대보탕

※설통, 치통 위주이면 입효산도 쓸 수 있다. 다양한 동반증상을 보이는 설통 환자에게는 가미소요산도 유효할 수 있다. (표6)

표6 가미소요산과 감별이 필요한 한방약

	억간산	가미소요산	여신산
호소	쉽게 분노하는 경향	다양한 호소	증상이 고정
분노 시	안면창백, 손떨림	안면홍조	
상열감	적음	상열하한(상열감)	상열하한(족부냉증, 상열감이 심함)
그 외 특징	심한 감병(疳病)	소시호탕보다 허증	어지럼, 기역(氣逆)
효과증강	떨림: 계지가용골모려탕 분노: 가미소요산	부종: 오령산 혈허: 사물탕	변비: 삼황사심탕

■ 급성위염 · 식도염

위(胃)점막 방어인자와 공격인자(위산, 펩신)의 불균형, 헬리코박터 파일로리 감염, 비스테로이드성 소염진통제로 인한 위점막 방어기전의 붕괴 등으로 인해 발생한다. 내시경 검사 상, 급성 위점막 병변으로 진단되는 경우도 있다. 프로톤 펌프 억제제가 제1선택약으로 추천되고 있지만, 한방치료도 사용할 수 있다.

증상에 따라 한방처방을 선택한다. (표7) 반하후박탕은 인중자련(咽中炙臠)를 목표로 사용한다. 음식물이 목에 잘 걸리는 경우(식도이물)나 공기연하증뿐 아니라, 흡인성폐렴 예방에도 응용할 수 있다.

표 7 소화기증상 한방치료의 포인트

a. 오심·구토

한방약	특징적 증상	응용
반하사심탕	심하비경(心下痞硬*, 명치부 막힌 느낌), 복명(腹鳴), 설사	급성위장염
오령산	수역(水逆, 갈증과 함께 물을 대량으로 구토), 설사	급성위염, 숙취, 주기성 구토·설사
소반하가복령탕	헛구역질	입덧
대시호탕	흉협고만(胸脇苦滿), 복만(腹滿)*, 변비	발열성질환, 신경증
오수유탕	수족냉증	편두통에 동반된 오심·구토

b. 가슴쓰림

한방약	특징적 증상	응용
복령음	탄산(呑酸*, 위산역류)	역류식도염
복령음합반하후박탕	매핵기(인후의 막힌 느낌)	역류식도염(매핵기, 신경증)
평위산	식적(食積*, 과식이나 과음)	소화불량
반하사심탕	심하비경(心下痞硬*, 명치부 막힌 느낌), 복명(腹鳴)	구내염, 구토, 설사

c. 급성위장염에 동반된 설사

한방약	특징적 증상	응용
위령탕	추운 곳에서 수면한 뒤 설사 또는 식적(食積)에 의한 물 설사	급성위장염
시령탕	갈증, 오심·구토를 동반한 물 설사	급성위장염
오령산	갈증, 오심·구토(수역〈水逆〉*)를 동반한 물 설사	영유아 급성위장염
반하사심탕	심하비경(心下痞硬*, 명치부 막힌 느낌), 복명(腹鳴), 복통없음	구내염, 구토, 설사

역류식도염	복령음합반하후박탕
위산과다, 상복통, 공복 시 통증	안중산
급성 위점막 병변	반하사심탕

• 효과증강

역류식도염	복령음합반하후박탕+황련해독탕
상복통	안중산+작약감초탕
숙취(두통, 갈증, 구토, 설사)	반하사심탕+오령산

■ 급성장염(설사)

　음증설사는 물 설사로 나타난다(이한증〈裏寒證〉). 이 설사는 냉증과 고령에 동반되는 경우가 많아 인삼, 건강, 부자, 백출 등이 함유된 진무탕이나 인삼탕이 제1선택약이 된다. 진무탕은 허약체질이며, 정기(正氣)*가 부족한 냉증의 설사에 사용된다.

　양증설사는 이질(痢疾)*이라고도 하며, 이급후중(裏急後重)*이 있고, 점혈변이나 혈변이 동반되는 경우가 있다. 이질은 세균성, 바이러스성, 식중독에 의한 경우가 많으며 오령산, 위령탕을 사용한다. 이 둘을 감별하는 것이 그다지 쉽지만은 않으며 급성장염에도 물 설사가 나타나는 경우가 있다. 세균성에는 항균제를 병용하는데, 정장제와 한방약만으로도 개선될 수 있다. 오령산은 위장 내에 수(水)가 정체되어(수독〈水毒〉), 갈증은 있으나 물을 마시면 토하고(수역〈水逆〉), 설사하는 경우 사용한다. 소아 구토·설사(자가중독, 소화불량 등)의 제1선택약이다. 오령산에 함유된 계피에도 항염증작용은 있으나, (그림13 p.137) 감염성장염에 항염증작용을 강화하고 싶을 때에는 시령탕을 사용한다. 반하사심탕에는 오심, 구역감을 억제하는 반하·건강, 명치부 막힌 느낌(심하비경

〈心下痞硬〉*)을 개선하는 인삼, 건강이 들어 있다. 즉, 감염성장염으로 소화관 운동기능에 이상이 생겨 헛구역질, 복명(腹鳴), 무른변이 있는 경우 사용한다. 증상이 심하면 오령산과 반하사심탕을 병용하여 회복을 촉진할 수 있다.

오한, 발열이 있는 시기는 태양병(太陽病)에 해당한다. (급성상기도염·독감 항목〈p.34〉참조〈그림7 p.133〉) 갈근탕이 유효하지만, 한방약 속 배당체의 작용을 증강시키기 위해 정장제를 병용할 수 있다.

음증설사	진무탕
양증설사(수역〈水逆〉)	오령산(수역) 위령탕(복통, 설사) 시령탕(발열)

• 효과증강

음증설사	인삼탕이나 부자를 추가한다
양증설사	반하사심탕을 추가한다

■ 복통

항상 소화관 천공을 감별 진단해야 한다. 복통에 사용할 한방약은 통증의 위치와 성상(한열〈寒熱〉*)에 따라 선택한다. (그림27 p.146) 안중산은 상복통에 많이 사용되나 월경통에도 유효하다. 또한 작약감초탕과 소건중탕을 병용하면 고래회충증에도 응용할 수 있다. 최근 고래회충에 의한 심한 통증은 즉시형 알레르기에 의한 것이라는 보고가 있고, 또한 장고래회충증은 내시경적 회충체 제거도 어렵기 때문에 한방치료의 좋은 적응증이 된다. 안중산과 평위산에는 고래회충 유충 운동억제효과가 있는 것으로 알려져 있으며, 회향·계피·소엽에는 살충

작용이 있는 것으로도 보고되고 있다.

대건중탕에는 장관운동항진작용, 장관혈류증가작용, 항염증작용이 있어 마비성 장폐색에도 응용할 수 있다. (그림11 p.136) 속효성을 기대하려면, 관장법으로 대건중탕을 투여한다. (그림9 p.134)

소건중탕은 계지가작약탕에 교이(자양강장)를 더하여 보다 허증 방향의 처방으로 만들어 둔 것으로, 소아에게 자주 사용되지만 성인에게도 사용할 수 있다. 대건중탕과 계지가작약탕을 합하면 중건중탕이 되는데, 대건중탕이 맵게 느껴지는 경우도 있으므로, 소건중탕과 조합하여 사용하는 편이 복용하기 편하다.

(전반성) 복통	작약감초탕 and/or 소건중탕
(국소성) 상복통, 월경통	안중산
염증성장질환, 냉증	대건중탕
소아 복통	소건중탕

• 효과증강

심한 상복통	안중산+작약감초탕
고래회충증	안중산+소건중탕 (and/or 작약감초탕)
담석증	대시호탕+작약감초탕
복부팽만	반하후박탕+대건중탕

■ 변비

기능성변비(경련성, 이완성, 직장성)에 한방치료를 시행한다. 경련성변비는 장관의 과긴장(부교감신경항진)에 의한 경련으로 변이 가늘고 토끼변 모양이 된다. 이완성변비는 장관의 운동과 긴장이 약해진 결과, 수분흡수가 많아져 딱딱한 변이 된다. 대황을 함유한 한방약을 사용하는 경우가 많다. 직장성은 직장에 변 덩어리가 도달했음에도 변의를 참은 것이 계기가 되어 발생한다. 잔변감이 나타날 수 있다.

변비로 응급진료를 받는 경우, 복통을 동반하고 있는 경우가 많아, 소량의 작약감초탕과 소건중탕을 병용할 때가 많다. 대황에는 사하(瀉下)*작용, 청열(淸熱)작용, 구어혈(驅瘀血)*작용이 있다(대장자극성 하제). 망초의 주성분은 황산마그네슘으로 사하작용과 청열작용이 있다(염류 하제). 즉 망초로 변을 연화시키며, 대황으로 그것을 사하한다. 증상의 강도에 따라 대황과 망초를 추가한다.

대승기탕은 양명병(陽明病)의 대표 한방약이다. (그림7 p.133) 기체(氣滯)에 해당하는 변비를 개선할 뿐 아니라 이열증(裏熱證)에 해당하는 오한, 조열(潮熱)*을 개선하므로 패혈증 등으로 고열이 있는 중증환자에게 변비의 유무와 관계없이 해열 효과가 있다.

소아 변비에는 유산균과 올리고당(혹은 락툴로오스)으로 대응 가능하지만 효과가 없으면 대황이 들어 있지 않은 한방약을 선택한다. 작약에는 긴장완화작용이 있어 작약이 함유된 소건중탕과 당귀작약산이 자주 사용된다.

경련성(스트레스 관여)	대건중탕, 계지가작약탕
이완성(여성, 고령자)	마자인환
직장성(고령자)	도핵승기탕
소아	소건중탕

• 효과증강

중등도	대황감초탕
고도	대승기탕
소아(빈혈, 냉증)	소건중탕+당귀작약산

■ 급성충수염

괴저성과 천공성 급성충수염에는 외과적 치료가 제1선택이지만 염증성이나 연조직염성에 보존치료를 할 때, 항생제와 병용으로 한방치료를 한다. (그림27 p.146) 게실염과 골반복막염(pelvic inflammatory disease)에도 응용할 수 있다. 구어혈제인 장옹탕 엑기스제에도 적응증에 충수염이 들어 있지만 현재는 월경통에 주로 사용된다. (표8)

급성충수염	대황목단피탕

• 효과증강

구역감, 구토	대황목단피탕+시령탕
복통	대황목단피탕+소건중탕
골반복막염	대황목단피탕+배농산급탕

표8 충수염 치료 시 대황목단피탕과 장옹탕의 적응증 감별

	대황목단피탕	장옹탕
약재	<u>동과자 도인 목단피</u> 대황 망초	의이인 <u>동과자 도인 목단피</u>
처방시기	농양초기 농이 형성되어가는 시기	농양형성이 시작되기 전 단계
증상	우하복통	우하복통, 설사, 무른변

■ 담석증

증상이 있는 담석증에는 담낭적출술이 추천되나 외과치료를 희망하지 않는 경우에는 우루소데옥시콜산이 주로 쓰인다. 명치에서 흉협에

걸친 불편감(흉협고만〈胸脇苦滿〉), 복부팽만감과 구토가 있으면 대시호탕이 제1선택약이 된다. (그림18 p.141, 그림27 p.146) 대시호탕으로 변이 물러지면 소시호탕으로 변경해도 좋다.

담석증	대시호탕

• 효과증강

황달	대시호탕+인진호탕
복통	대시호탕+작약감초탕 (or 대건중탕)

※고열 시에는 황련해독탕을 병용한다.

4. 대사·내분비질환

■ 통풍발작

통풍은 고요산혈증에 의한 결정성관절염으로 엄지발에 호발한다. 발적, 열감, 통증, 종창을 동반하는 관절의 급성염증이므로 석고, 마황, 이수*제가 들어간 월비가출탕이 적절하다. (그림4 p.132) 미세순환 장애(어혈)에 의한 통증도 보이기 때문에 구어혈제를 병용하기도 한다.

열감 종창	월비가출탕

• 효과증강

보다 강한 효과가 필요할 때	월비가출탕+계지복령환
심한 통증	작약감초탕을 통증이 심할 때 사용한다

■ 가성통풍

가성통풍은 CPPD(calcium pyrophosphate dehydrate)에 의한 결정성 관절염으로 슬관절에 호발한다. 혈중 CPPD는 제어가 불가능하기 때문에 화농성관절염(化膿性關節炎)을 배제한 후, 스테로이드 관절 내 투여를 시행하기도 한다. 발적, 열감, 통증, 종창을 동반하는 관절의 급성염증이기 때문에 석고, 마황, 이수(利水)제가 들어간 월비가출탕이 적절하다. (그림4 p.132)

가성통풍	월비가출탕

• 효과증강

보다 강한 효과가 필요할 때	월비가출탕+마행감석탕

■ 각기심

비타민B$_1$결핍에 의한 심부전이 각기심(우심부전)이며, 그중 가장 심한 형태를 각기충심(脚氣衝心, 양 심부전)이라 한다. 심비대, 동빈맥, 하퇴부종, 폐부종, 젖산산증 등이 나타난다. 알코올 의존증, 탄수화물 중심의 식생활로 발생한다. 빠르고 신속한 B$_1$투여가 필요하다.

구미빈랑탕 엑기스제는 심하비경(心下痞硬)*에 대한 오수유와 부종에 대한 복령이 더해진 11가지의 약재로 구성되어 있다. 각기뿐 아니라 비복근통증과 우측형 고음(우계늑부, 우측복부, 우장골와)을 보이는 하지 권태감, 부종에 사용된다.

각기심	구미빈랑탕+방기황기탕

• 효과증강

림프부종	시령탕을 추가

■ 갑상선기능항진증

이 질환은 스트레스로 교감신경 과긴장이 발생하며, 이로 인한 과립구증가가 조직의 염증과 혈류장애를 일으켜, 어혈(瘀血)에 이르는 병태로 파악할 수 있다. 두근거림, 빈맥, 쉽게 피로함, 안구돌출, 체중감소, 발한, 떨림, 불면 등의 증상이 나타나며 항갑상선제가 제1선택약이 된다.

증상 경감목적으로 자음작용(滋陰*作用)이 있는 자감초탕을 사용한다. 단, 마자인이 들어 있어 설사가 심하면 계지가용골모려탕을 사용한다. 갑상선종대는 어혈(瘀血)에 의한 것으로 장기적으로는 구어혈제를 병용한다.

갑상선기능항진증	자감초탕

• 효과증강

보다 강한 효과가 필요할 때	자감초탕+계지복령환
심한 설사	계지가용골모려탕+계지복령환

5. 신경·정신질환

■ 두통

두통은 「일차성 두통」, 「이차성 두통」, 「통증을 동반한 뇌신경병증, 기타 안면통 및 그 외의 두통」으로 분류된다. 전문의에게 소개해야만 하는 이차성 두통을 제외하고, 한방치료는 일차성 두통(편두통, 긴장형 두통, 군발두통 및 그 외의 삼차신경·자율신경성 두통: TACs)에 많이 사용된다.

편두통은 세로토닌 저하로 발생하기 때문에 트립탄계 세로토닌 작용제가 사용된다. 편두통 발작 시에는 두부와 수족 냉감이 나타난다. 오수유에는 혈류증가, 체온 상승, 진통 등의 약리작용이 있다. 또한 부종이 발생하는 경우도 있어서 수독(水毒)도 합병되어 있는 경우가 많다. 그러므로 오수유탕+오령산을 병용하면 빠른 효과를 얻을 수 있다.

긴장형 두통은 정신적 스트레스와 근육성 스트레스가 원인이며, 두중감을 호소한다. 한방에서는 이를 두모(頭冒)*라 하며, 스트레스로 악화되면 시호가 들어있는 처방(시호제: 억간산 등)을 선택한다. (표9)

군발두통은 내경정맥이 경막을 관통하여 뇌 내로 들어가 뇌혈관이 되는 부위의 혈관이 확장하여 발생한다. 부위는 안와 안쪽이다. 수마트립탄, 에르고타민, 산소투여 등으로 치료한다. 한방치료로는 증상에 따라 오수유탕, 억간산, 조등산, 오령산, 천궁다조산 등이 시도된다. 천궁다조산은 원전인 『화제국방(和劑局方)*』에 식후 차로 복용하도록 기

표9 두통의 제1선택 한방약

한방약	오령산	오수유탕	조등산
한방의학적작용	이수 (利水)	온리보양 (溫裏補陽)	이기 (理氣)
두통의 성상	두통	심한 두통	두중감
냉증	−	+	−
어지럼증	+ (오심. 구토)	− (오심. 구토)	+
특징	·기압의 변화 ·소아	·편두통(시각전조) ·저혈압 ·여성	·고혈압 ·동맥경화증
효과증강	천궁다조산	오령산	억간산

재되어 있다. 제1선택 한방약을 사용했으나 증상이 남았을 경우, 변경 또는 병용하도록 한다.

월경 시 편두통, 월경관련 편두통에는 천궁다조산이 제1선택약이다.

편두통(극심한 통증), 냉증	오수유탕
긴장형	시호가용골모려탕*+작약감초탕
갈증	오령산
고혈압(아침 두중감)	조등산
삼차신경통, 대상포진 후 신경통	오령산+억간산
두부외상	오령산+치타박일방
급성녹내장발작	월비가출탕

*스트레스 강도에 따라 시호제(시호가 들어있는 한방약)를 변경한다. (그림18 p.141)

• 효과증강

냉증, 구역감	오수유탕+오령산
지속	천궁다조산 추가
불면 시	조등산+억간산

■ 공황발작(과호흡증후군)

　공황발작은 극심한 급성불안 에피소드이며, 그중에서도 호흡촉박 (빠른호흡)이 두드러지는 경우를 과호흡증후군이라 부른다. 과호흡으로 호흡성 알칼리혈증이 되어 사지근경련을 일으키지만, 그대로 경과관찰 하면 산소를 소비하고 이산화탄소가 축적되면서 증상은 개선되어간다. 또한 혈관운동반사가 일어나 저환기 상태가 되어, 이산화탄소 축적을 통해 역시 또 개선되게 된다. (그림28 p.147) 그러나 사지저림, 두통, 어 지럼, 숨막힘이 남는 경우가 있다. 또한 예기불안, 공포, 우려 등에 의 해 재발하는 경우가 있다. 한방치료로는 근경련과 불안을 경감시킨다. (그림20 p.142) 감초에는 급박(急迫)을 치료하는 작용이 있으므로 발작 시에는 영계출감탕, 감맥대조탕 같이 감초가 함유된 한방약을 사용한 다. 감맥대조탕은 하품 빈발을 목표로 하여 사용한다.

발작 시	작약감초탕
두근거림	영계출감탕

• 효과증강

두통	영계출감탕+작약감초탕
복통	영계출감탕+감맥대조탕
불안	영계출감탕+사물탕

6. 근골격질환

급성기 관절통·근육통에는 부위에 관계없이 마행의감탕+마행감석탕을 사용해도 좋다. 다만 통증부위에 따라 약재 조합을 맞춰, 한방처방을 사용할 수도 있다. (그림29 p.148) 근골격질환의 통증은 종창, 혈종 경감을 목표로 수독(水毒)→어혈(瘀血)→기체(氣滯) 순으로 혹은 동시에 치료한다. 난치성 통증에는 이기제인 억간산이 주효하는 경우가 있다. 신경염증(neuroinflammation)에는 신경교세포가 활성화되어 염증성 사이토카인이 생산되는데, 억간산은 미세아교세포와 별아교세포의 활성화를 억제하는 것으로 밝혀져 있다. 각 부위에 쓰이는 한방약만으로 증상이 개선되지 않으면 작약감초탕을 병용한다.

■ 목 위팔증후군·견관절염·견관절주위염

갈근탕에 함유된 갈근, 작약, 감초에는 진경·진통작용이 있으며, 마황, 계피에도 진통작용이 있으므로 갈근탕은 상반신 통증에 대한 표준 한방약이다. 견관절과 그 주위조직에 염증성 종창이 일어나는데, 이것을 수독(水毒)으로 보아 이수작용이 있는 창출, 백출, 복령, 부자 등을 가하면 갈근가출부탕이 된다. 허약체질은 마황 때문에 두근거림이 일어날 수 있다. (부록1 p.104 참조) 그 경우, 계지가출부탕을 사용한다. 현대인은 인간관계, 직장 내 관계, 고부관계 등 스트레스가 많다. 그 결과 기체(氣滯)와 어혈(瘀血)이 신체 모든 부위에 영향을 끼치게 되므로 시호제를 사용하여 기순환을 좋게 하고, 구어혈제 사용도 고려해야 한다. (그림18 p.141, 그림21 p.142)

체격양호	대시호탕
체격중간	갈근탕★
허약	계지가출부탕

★경과가 길어지면, 갈근가출부탕이나 억간산을 사용한다.

• 효과증강

| 야간통 | 작약감초탕 추가 |
| 어혈 징후 | 계지복령환 추가 |

■ 요통

요통의 요인은 척추질환, 내장질환, 내장이상, 신경인성(요부척추관협착증, 추간판탈출증 등), 비특이성(원인불명) 등 여러 부분에 걸쳐 있다. 우선, 진통목적으로 NSAIDs, 근이완제, 혈관확장제, 프레가발린, 오피오이드 등을 투여한다.

한방의학에서는 외상을 어혈(瘀血)로 보아 구어혈제(驅瘀血劑)를 사용한다. 기의 이상이 관련되어 있는 경우도 많으므로 시호제도 필요하다. (그림18 p.141). 노화는 신허(腎虛)*로 파악하여 보신제(팔미지황환, 우차신기환)를 사용한다. 통증이 심하면 작약감초탕을 그때마다 사용한다. (그림10 p.135) 저림은 어혈+수독 위주이며 난치성에는 기체(氣滯)도 있다. 저림 위주이면, 혈·수를 조정하는 소경활혈탕 장기투여가 필요하다. 소경활혈탕은 뇌혈관장애에 동반되는 운동마비와 통증에도 응용할 수 있다. (표10)

표10 소경활혈탕의 응용

한방약	적응
소경활혈탕	사지·체간의 통증, 저림
소경활혈탕+작약감초탕	통증 동반 근경련(쥐남), 떨림
소경활혈탕+오령산	두부외상, 경추염좌
소경활혈탕+치타박일방	외상에 의한 저림
소경활혈탕+계지복령환	편마비
소경활혈탕+통도산	변비경향이 있는 저림
소경활혈탕+부자	냉증, 통증이 심한 저림
소경활혈탕+월비가출탕	열감, 통증이 심한 저림

체격양호	대시호탕
체격중간	계지복령환
허약	팔미지황환

• 효과증강

심한 통증	작약감초탕 병용
아급성	소경활혈탕 병용

■ 슬관절염

슬관절 통증의 유발요인은 변형성(변형성슬관절증, 베이커낭종 등), 외상성, 염증성(류마티스관절염), 감염성, 대사성(통풍, 가성통풍) 등으로 다양하다. 급성기에는 마행의감탕 사용이 일반적이며 열감, 종창이 심하면 월비가출탕을 사용한다. 관절수종이 지속되면 의이인탕이나 방기황기탕으로 변경 또는 병용한다.

일반적	마행의감탕
열감, 종창	월비가출탕

• 효과증강

보다 강한 효과가 필요할 때	마행의감탕+월비가출탕
무릎경직, 통증 동반 근경련	작약감초탕 병용

■ 통증 동반 근경련

통증 동반 근경련에는 부위와 관계없이 말초성 근이완작용이 강한 작약감초탕을 증상이 있을 때마다 사용한다. (그림10 p.135) 혈액투석 중 발생하면, 투석 직전 예방적으로 복용한다. 하지만 감초는 가성알도스테론증을 유발할 가능성이 있기 때문에 근경련 요인을 탐색하여 본치(本治)를 할 필요가 있다. (표11) 통증 동반 근경련에 대한 제2선택약은 소경활혈탕이다. 구미빈랑탕은 각기(脚氣)에 동반되는 하퇴부종에 사용되어왔지만 요즈음은 주로 비복근통증을 목표로 사용한다.

통증 동반 근경련	작약감초탕(증상 있을 때마다 복용)

표11 비복근경련의 한방치료

한방약	한방의학적 효능	특징적 소견	사용목표*	효과증강
소경활혈탕	이수(利水), 보혈(補血), 구어혈(驅瘀血)	하반신 통증·저림	기혈수 이상	작약 감초탕
오령산 시령탕	이수(利水)	부종·탈수	전해질이상	
백호가인삼탕	청열(淸熱)	신체열감	온열질환	
팔미지황환 우차신기환	보양 (補陽*, 보신〈補腎〉)	하반신 쇠약	당뇨병성 신경병증 간경화	
십전대보탕	기혈쌍보 (氣血雙補)	안색불량 피부고조 (皮膚枯燥)*	냉증	
구미빈랑탕	이기(理氣)*, 이수(利水)	하퇴부종· 통증	각기	
억간산 억간산가진피반하	이기(理氣)*	신경과민	섬망	

*이곳에 꼭 제시한 증후가 아니어도 사용할 수 있다.

• 효과증강

어혈 징후	작약감초탕+소경활혈탕
부종/탈수증	작약감초탕+오령산
고령자의 하반신 쇠약	작약감초탕+우차신기환
혈허(血虛)	작약감초탕+십전대보탕
온열질환	작약감초탕+백호가인삼탕
하퇴부종·비복근통증	작약감초탕+구미빈랑탕

*작약감초탕이 효과가 없을 때는 각 증상에 맞춰 단독으로도 사용할 수 있다.

■ 화농성관절염

소아에서는 상기도감염에 속발하는 혈행감염이나 골수염으로 발생하는 경우가 많다. 성인에서는 관절 내 주사 같이 의인성(醫因性)인 경우가 많다. 오한, 발열과 국소통증, 열감, 발적, 종창이 나타난다. 관절 천자나 항생제 투여가 필요하다. 한방치료는 증상경감을 위해 병용하는 수준에서 시행한다. (그림4 p.132)

화농성관절염	월비가출탕+배농산급탕

• 효과증강

보다 강한 효과가 필요할 때	계지복령환 추가

■ 탈구정복 시

관절탈구 시에는 블록(nerve block)이나 전신마취가 필요한 경우가 있다. 진통제를 사용하지 않으면 진정제 역시 효과가 없으므로 둘 모두 사용한다. 작약감초탕은 중추성 진통작용과 말초성 근이완작용을 가지고 있으므로 정복 시의 진통·진정에도 응용할 수 있다. (그림10 p.135) 탈구가 의심될 때 즉시 작약감초탕을 복용시키면, X-ray 검사 등으로 탈구나 골절 유무를 확인하고 검사가 끝날 즈음 효과가 발현된다. 다만 1포 만으로는 작용이 약하므로 3포요법이 추천된다.

7. 외과질환, 외상

■ 외상(피하출혈, 혈종, 종창)

외상에 의한 혈종도 어혈(瘀血)로 보아 부위에 관계없이 구어혈제(驅瘀血劑)를 사용한다. 치타박일방은 에도시대 카가와 슈안(香川修庵)이 창방했다. 타박과 염좌에 의한 종창에 사용된다. 한방의학적으로도 다양한 약재 조합을 갖추었으며, 구어혈작용을 발휘한다. (표12) 치타박일방 외에도 대부분의 한방약은 항산화작용을 갖고 있어서 이 항염증작용이 종창경감에 관여한다. (그림15 p.138) 이개혈종, 손톱 밑 혈종, 관절혈종에 천자로 혈종제거를 하는 방법도 있으나 치타박일방을 사용하면 천자빈도를 감소시킬 수 있다. 종격혈종과 복벽하혈종 등 혈종제거가 어려운 부위에도 유용하다. 다발외상으로 통증이 심할 때는 펜타닐과 NSAIDs를 병용해도 좋다.

소아 두부외상으로 구역감이 심하면, 한방약 특유의 향이 오히려 구역감을 유발하기 때문에 오령산을 먼저 복용하게 한다(오령산퍼스트요법). 치타박일방에는 대황이 함유되어 있지만, 급성기라면 소아에게 쓰더라도 그다지 설사를 하지는 않는다. 반대로 사하작용을 기대하여 사용한다면, 연변이 될 정도의 복용량 정도만 필요하다.

내출혈, 혈종, 종창	치타박일방
소아 두부외상	오령산

• 효과증강

두부외상, 경추염좌(두통, 구역감)	치타박일방+오령산
변비 없음	치타박일방+계지복령환
변비 있음	치타박일방+통도산
만성화, 저림	치타박일방+소경활혈탕

표12 치타박일방에 함유된 약재 조합의 효과

약재 조합	작용
천골+천궁	타박에 의한 울혈 제거, 진통
박속(樸樕)+천궁	혈 순환, 어혈 제거, 타박상, 상처, 종류(腫瘤) 치료
박속+천골	혈 순환, 어혈에 의한 통증 치료
박속+대황	청열(淸熱)*, 어혈 제거
정자(丁子)+계피	따뜻하게 하여 혈행 촉진, 울혈성질환 치료
계피+감초	기상충(氣上衝)* 진정, 정신안정 도모

계피3g, 천궁3g, 천골3g, 감초1.5g, 대황1g, 정자1g, 박속3g

■ 창상감염증

손가락 끝, 발뒷꿈치 등 혈류가 잘 가지 못하는 부위에 외상과 당뇨 합병증으로 창상치유지연이 발생하는 경우가 있다. 항균제의 장기투여를 피하기 위해서라도 한방약 병용 또는 단독투여가 필요하다. 창상부의 켈로이드나 비후성 반흔은 어혈로 파악한다. (그림30 p.148) (켈로이드·비후성반흔 항목 〈p.71〉 참조). 체격에 따라 계지복령환, 치타박일방, 통도산에 의이인을 추가하여 사용한다.

창상감염	배농산급탕

• 효과증강

난치성	배농산급탕+십전대보탕

■ 내치핵

　내치핵은 치상선(齒狀線)보다 내측의 정맥총에 울혈이 생겨 그 부위가 배변 시 문질러져 형성된다. 울혈은 어혈(瘀血)이므로 구어혈제(驅瘀血劑)를 투여한다. 변통(便通)을 개선하는 것이 중요하므로 대황이 소량 함유된 을자탕을 병용한다. 을자탕은 음부소양감에도 응용할 수 있다.

내치핵	을자탕+계지복령환

• 효과증강

통증	작약감초탕을 통증 시마다 복용
치출혈	궁귀교애탕(가벼운 출혈) 황련해독탕(심한 출혈)

■ 항문주위농양

　항문음와에서 항문선에 이르기까지 감염이 파급되면 항문주위염이 일어난다. 여기서 한 번 더 화농된 것이 항문주위농양이며, 일부는 누공을 형성하여 치루가 된다. 대부분은 절개배농으로 개선되지만, 유아에서는 절개배농보다 배농산급탕이나 십전대보탕 중 한 처방을 우선 투약해도 좋다. 치루가 생기면 면역력을 높이기 위해 십전대보탕을 병용한다.

항문주위염	배농산급탕+십미패독탕
항문주위농양	배농산급탕+대황목단피탕

• 효과증강

치루	배농산급탕+십전대보탕

8. 피부질환

■ 두드러기

　가려움을 동반하는 일과성 국소성 팽진으로 진피의 일과성 부종(수독〈水毒〉)이다. 온열자극으로 발생하는 경우가 많다. 일반적으로 급성기 피부질환은 표증(表證)*이고, 발산시켜 치료한다. (그림7 p.133) 습윤형(팽륭부 발적, 심한 소양감)에는 소풍산, 건조형에는 십미패독탕을 사용한다. 빠른 효과가 필요하면 월비가출탕을 병용한다. 퀸케 부종에도 응용할 수 있다. 오한, 두통, 어깨결림이 동반되며 피부증상이 나타나는 경우에는 갈근탕이 주효하다. 이것은 홍반을 태양병(太陽病)으로 생각하여, 태양병에 쓰는 한방약을 선택하는 방식이다. (그림30 p.148) 황련해독탕에 함유된 황련, 황금, 황백, 산치자는 모두 청열제로 발적, 충혈, 홍반에 사용한다. 인진호탕은 인진호, 산치자, 대황 3가지 약재로 구성되며 시호, 황금을 추가하면 강력한 청열작용을 발휘하게 할 수 있다. (그림25 p.145)

일반적	소풍산 and/or 십미패독탕
한랭자극	마황부자세신탕, 계마각반탕
온열자극	황련해독탕
식사성(식중독)	인진호탕+소시호탕
어패류	향소산

약제성	소풍산+월비가출탕

• 효과증강

큰 팽륭	월비가출탕 추가
식사성(변비경향)	인진호탕+대시호탕
약제성	황련해독탕 추가

■ 연조직염

발적, 열감, 종창, 통증을 동반한 수독(水毒)이다. 월비가출탕 단독 투여로도 효과는 기대할 수 있다. (그림4 p.132) 월비가출탕+배농산급 탕으로 거의 해결할 수 있지만 필요하다면 NSAIDs나 항생제를 병용해도 된다.

연조직염	월비가출탕

• 효과증강

보다 강한 효과가 필요할 때	월비가출탕+배농산급탕

■ 대상포진

대상포진은 「성인수두」라고도 불리며, 수두·대상포진 바이러스에 의해 발생한다. 항바이러스제(발라시클로버, 팜시클로버 등)를 투여한다. 병태는 발적, 열감, 종창, 통증을 동반한 수독으로 월비가출탕 적응증이다. (그림4 p.132, 그림30 p.148) 발적이 심한 경우, 황련해독탕을 병용한다. 초기에 항바이러스제와 월비가출탕을 사용하면 대상포진 후 신경통을 예방할 수 있다.

대상포진에 항바이러스제를 사용할 때는 신기능장애, 중추신경장애, 부종, 어지럼 발생에 주의할 필요가 있다. 신기능장애를 일으키는 요인으로는 1)대상포진 발생이 고령자에게 많다보니 이미 신기능이 저하되어 있음, 2)여름에 잘 발생하므로 탈수가 쉽게 일어나 약물의 결정화가 잘 일어남, 3)약물활성체의 소변 중 배설률이 높음, 4)NSAIDs 병용이 잦음 등이 있다. 월비가출탕에는 이수작용(利水作用)이 있어, NSAIDs 사용도 피할 수 있으므로 항바이러스제 부작용 경감에도 유용하다.

급성기	월비가출탕

• 효과증강

발적	월비가출탕+황련해독탕

■ 특발성부종

부종이란 세포외강에 간질액이 저류되어 생기는 종창이 체표면으로 드러나는 상태로서 한방의학에서는 수독으로 보아 이수제를 사용한다. (그림31 p.149) 병인불명의 부종을 특발성이라고 하며 Thorn 기준에는 ①아침저녁 체중차가 1.4kg이상, ②기질 질환 제외, ③정신장애 또는 감정 불안정, 이 세 가지 전부를 만족해야 하는 것으로 되어 있다. 이뇨제는 원칙상 사용하지 않는다.

부종은 한방약을 사용하기 좋은 적응증이다. 또한 C1-inhibitor의 결손 또는 기능장애로 발생한 유전성 혈관성 부종에는 C1-inhibitor 보충요법이 필요하다.

림프부종은 림프관 형성이상이 원인이 되어 발생하는 선천성 질환으로, 조직학적으로는 양성(良性)이다. 증식, 확장된 림프관 내에 림프액이 저류하여 종류(腫瘤)와 수포가 나타나게 되므로 한방의학적으로는 수독으로 보아 월비가출탕을 사용할 수 있다.

전신성	월비가출탕
상반신	영계출감탕+오령산
하지	방기황기탕+오령산
고령자, 야간빈뇨	우차신기환
냉증, 어지럼증, 두근거림	진무탕

• 효과증강

전신성	월비가출탕+시령탕
상반신	방기황기탕 추가
요하지냉감	영강출감탕 추가

■ 켈로이드·비후성반흔

켈로이드와 비후성반흔은 창상에 물리적 자극(장력)이 지속적으로 가해져 염증이 만성화되고 진피망상층에 증식성 변화가 생겨 발생한다. 응급외래에도 수술 시행 후 수년이 지났음에도 창상부의 통증을 주소로 내원하는 경우가 있다. 물리적 자극을 줄이기 위한 부신피질호르몬 테이프도 유용하지만, 수독과 어혈에 착안하여 한방치료도 응용할 수 있다.

항염증작용과 이수작용이 있는 시령탕(소시호탕+오령산)을 기본으로, 만성화된 경우에는 구어혈제(계지복령환, 통도산, 도핵승기탕, 대황목단피탕)를 추가한다.

켈로이드와 비후성반흔은 고혈압 환자와 임산부에서 악화되기 때문에 고혈압에도 유효한 황련해독탕, 통도산, 도핵승기탕을 병용한다. 임신 중이라면 대황이 함유되지 않은 계지복령환을 선택한다.

켈로이드·비후성반흔	시령탕+계지복령환

• 효과증강

심한 열감, 소양감	황련해독탕 추가
심한 반흔	구어혈제(통도산, 도핵승기탕, 대황목단피탕) 추가

9. 환경장애

■ 숙취

오령산은 강력한 이수제(利水劑)이다. 두통, 갈증, 오심, 구토 등을 수독의 증상으로 다루어 오령산을 사용한다. 음주 전 예방적으로 복용해도 좋다. (표13) 황련해독탕에 함유된 황련, 황금, 황백, 산치자는 모두 청열약이다. 음주로 피부에 홍조를 띄며, 가려움이 심할 때는 오령산 보다 인진오령산 쪽이 더 잘 듣는다.

표13 시기별 숙취에 사용할 수 있는 한방약

투여시기	한방약	사용목표
예방 (음주 전)	오령산 황련해독탕	
음주 후	오령산 황련해독탕	갈증 안면홍조, 두통
다음 날 (숙취)	오령산 반하사심탕 오수유탕 황련탕	갈증, 구토 복명(腹鳴) 두통 복만(腹滿)

두통	오령산
안면홍조	황련해독탕

• 효과증강

심한 구역, 두통	오령산+황련해독탕
두드러기	인진오령산(+황련해독탕)

■ 벌레물림

벌에 쏘이면 히스타민, 세로토닌, 도파민, 포스포리파아제, 프로테아제 등에 의해 다양한 증상을 보인다. 아낙필락시스 쇼크가 발생하지 않는 한, 월비가출탕 단독으로 대응할 수 있다. 지네 쏘임의 경우, 독소를 비활성화시키기 위해 환부를 따뜻하게 하여 치료한다. 그 때문에 석고가 함유되어 있지 않은 십미패독탕을 사용한다. 등에, 파리매, 붉은등거미, 붉은개미에 쏘였을 때도 염증성 종창(수독〈水毒〉)이 주요 병태이기 때문에 월비가출탕을 응용할 수 있다. 붉은등거미에 쏘였을 때는 항독소도 입수하여 사용이 가능하지만, 말 혈청이기 때문에 아낙필락시스나 혈청병에 주의해야 한다.

급성기	월비가출탕
창상감염(농포)	배농산급탕

• 효과증강

급성기	월비가출탕+시령탕

■ 독사교상

일본에는 살무사, 반시뱀, 유혈목 총 3종류의 독사가 서식하고 있다. 주성분은 출혈독으로 신경독도 함유하고 있다. 주된 병태는 혈관투과성항진으로 출혈경향에 따른 통증, 종창, 피하출혈이 일어난다. 초기에는 염증성종창이 있으므로 항염증작용이 있는 시호와 이수작용이 있는 이수제를 조합하여 사용한다. 각각의 독에 대한 항독소도 있으나, 말혈청이기 때문에 사용시 아낙필락시스나 혈청병 발생에 주의해야 한다.

독사교상	월비가출탕+시령탕

• 효과증강

피하출혈 악화시	월비가출탕+시령탕+치타박일방

■ 화상·화학손상

화상의 병태는 과잉생산된 화학전달물질(chemical mediator)에 의한 혈관투과성항진이 일으키는 전신성 부종이다. 수체(水滯* 수독〈水毒〉)가 두드러지나, 광범위한 화상에는 오령산만으로는 대응이 어려워, 월비가출탕을 병용한다. 기도화상 단독 발생에는 맥문동탕을 사용하면 배담(排痰)이 촉진된다. 화학손상의 경우, 초기에 부착된 화학물질 제거를 시행해야 하며, 병태는 화상과 비슷하므로 이수작용이 있는 오령산을 주로 사용한다.

부종, 소변량 감소	오령산
통증 발적	월비가출탕
기도화상	맥문동탕

- 효과증강

광범위 화상	월비가출탕+시령탕

■ 온열질환

　온열질환은 "I도(경증): 열경련에 해당하며 현장에서 대처가능, II도(중등증): 열탈진에 해당하며 의료기관에서 대응이 필요, III도(중증): 열사병에 해당하며 집중치료가 필요함"으로 분류할 수 있다. 백호가인삼탕에 함유된 석고, 지모에는 강력한 청열작용이 있다. (그림6 p.133) 그리고 인삼에는 자윤(滋潤)*작용이 있다. 온열질환 초기대응에는 수분공급과 신체냉각이 필요한데, 백호가인삼탕이 바로 그 대책에 해당한다. 탈수가 심하면 오령산도 유용하다. 위경련이나 통증 동반 근경련이 병발하면 작약감초탕이 필요하다. 온열질환 예비군(여름탐, 더위먹음)에는 청서익기탕으로 예방책을 세운다. 청서익기탕에는 오미자, 맥문동, 황백이 들어 있다. 오미자에는 자윤 지한작용, 맥문동에는 자윤 청열작용, 황백에는 건위 소염작용이 있어, 더위를 이겨내기에 적합하다.

　목욕탕에 너무 오래 들어가 문제가 생겼을 때도 온열질환과 비슷하게 신체냉각과 수분공급이 필요하기 때문에 백호가인삼탕이나 오령산으로 대처한다.

열감	백호가인삼탕
위경련, 근경련	작약감초탕

- 효과증강

갈증, 탈수	백호가인삼탕+오령산
예방	청서익기탕

■ 저체온증

저체온증은 신체 열손실이 열생산을 넘어서는 상태로 한랭폭로나 열생산장애(저혈당, 저영양, 알코올섭취, 갑상선기능저하증, 부신기능저하증, 암환자 등)로 발생한다. 육병위(六病位) 상 소음병(少陰病)~궐음병(厥陰病)* 에 해당한다. (그림7 p.133) 당귀사역가오수유생강탕은 강력한 온리보양작용(溫裏*補陽作用)이 있는데, 속효성은 없다. (그림6 p.133) 부자를 추가하면 효과를 더 높일 수 있다.

저체온증	당귀사역가오수유생강탕+마황부자세신탕

• 효과증강

보다 강한 효과가 필요할 때	부자(1.5~3.0g/일) 추가

■ 동상

동창(凍瘡)은 한(寒)이면서 어혈(瘀血)의 병태로 당귀사역가오수유생강탕을 사용한다. 울혈이 심해서 발가락색이 보라색을 띨 때는 계지복령환을 병용한다. (그림32 p.149) 동상(凍傷)은 국소 말초순환장애에 의해 조직괴사가 일어난 상태이다. 수포가 있으면 수독(水毒), 궤양이나 괴사가 있으면 혈허(血虛)에 빠진 것으로 볼 수 있다. (그림33 p.150) 따라서 어혈 혈허 수독에 대응할 수 있는 한방약을 선택한다.

동상	당귀사역가오수유생강탕+계지복령환(치타박일방)

• 효과증강

수포	오령산 추가
궤양	배농산급탕 추가

10. 이비인후과질환

■ 어지럼

중추질환을 배제한 뒤, 주로 말초어지럼에 대해 한방치료를 시행한다. 내이 림프부종을 수독(水毒)으로 본다. 어지럽고 구토하는 것은 체외로 수분을 배출하기 위한 생체반응의 한 면목이기도 하다. 응급외래에서는 오령산 3포요법이나 오령산+영계출감탕으로 속효를 기대해볼 수 있다. (그림26 p.145)

회전성 어지럼	오령산
양성자세현훈	영계출감탕
저혈압	진무탕
평형장애	영계출감탕+사물탕(or 천마)
파킨슨증후군	영계출감탕+억간산
심인성	향소산+시호제
전정신경염, 메니에르병	시령탕
뇌혈관장애	조등산

• 효과증강

응급외래에서 속효가 필요할 때	오령산+영계출감탕

갈근탕에는 발한해표작용(發汗解表*作用)이 있어 유행성이하선염, 외이염에도 응용할 수 있다. (그림16 p.139) 세균성중이염에는 항균제를 병용한다.

급성중이염	갈근탕

• 효과증강

심한 통증	갈근탕+길경석고
위장장애, 발열 시	갈근탕+소시호탕가길경석고

■ 급성편도염·유행성이하선염

갈근탕에는 발한해표작용이 있는데, 여기에 소염해열작용이 있는 석고와 배농거담작용이 있는 길경을 합방하여 사용한다. (그림4 p.132, 그림16 p.139) 편도주위농양에는 소시호탕과 항균제를 병용한다. 이렇게 하면 갈근탕+길경석고+소시호탕으로 하면 3가지 처방을 합방한 것이 되므로, 갈근탕+소시호탕가길경석고를 사용한다.

유행성이하선염은 소아에서 수막염, 성인에서는 정소염을 합병할 수 있으므로 주의가 필요하다. 소시호탕 단독으로도 증상완화에 유용하나, 처음부터 길경석고를 추가하여 청열(淸熱)하는 것이 낫다. (그림4 p.132, 그림15 p.138)

급성편도염	갈근탕+길경석고
유행성이하선염	소시호탕가길경석고

• 효과증강

화농	갈근탕+소시호탕가길경석고
심한 인두통	갈근탕+길경탕★
유행성이하선염(정소염)	소시호탕가길경석고+용담사간탕

★길경탕은 가글하듯 입을 헹군 뒤 삼킨다. (그림8 p.134)

■ 코피

키셀바흐영역에서 출혈이 가장 많고, 한방약은 냉복(冷服)시켜야 한다. 황련해독탕에 함유된 황련, 황금, 황백, 산치자는 모두 청열약이다. 또한 산치자에는 지혈작용도 있다. 궁귀교애탕에는 지혈작용이 있는 아교와 애엽, 보혈(補血)*작용이 있는 지황, 작약, 당귀, 천궁, 아교가 들어있어, 냉증에 사용하는 보혈제에 해당한다. 소아에게는 온청음(황련해독탕+사물탕)이 함유된 시호청간탕으로 체질개선을 도모해 볼 수 있다. (그림34 p.150)

안면홍반, 소아	황련해독탕
냉증	궁귀교애탕

• 효과증강

고혈압, 변비	황련해독탕+삼황사심탕
월경 시	계지복령환+궁귀교애탕
허약	황련해독탕+궁귀교애탕
소아(반복성)	시호청간탕

■ 비염·부비동염

재채기, 콧물, 코막힘, 미열 등의 증상은 태양병(太陽病)에 해당한다. (그림7 p.133) 태양병이 있으면서 염증과 열이 심하여 양명병으로 건너가려할 경우에는 발한요법으로 따뜻하게 하며, 땀을 내는 갈근탕에 두통을 치료하는 천궁과 코막힘을 치료하는 신이를 추가한 갈근탕가천궁신이를 사용한다. (그림16 p.139) 영유아의 코막힘에는 마황탕을 사용한다. 갈근탕가천궁신이와 의이인을 병용하는 것은 부비동염에도 유용하다. 다만 후비루, 코막힘이 지속될 때는 신이청폐탕으로 변경한다.

비염, 부비동염	갈근탕가천궁신이

• 효과증강

고열	갈근탕가천궁신이+길경석고(or 소시호탕가길경석고)
콧물	갈근탕가천궁신이+의이인

11. 비뇨기질환

■ 요로결석

응급외래에서 요로결석을 만날 확률은 꽤 높다. 요관 평활근의 경련성 통증에 작약감초탕 3포요법을 시행한다. (그림10 p.135) 이후, 배석(排石)을 촉진하기 위해 저령탕이나 대건중탕을 사용한다. 혈뇨가 심하면 지혈작용이 있는 저령탕합사물탕을 쓴다. 요도손상에도 비슷한 치료를 응용할 수 있으나, 통증이 심할 때는 부프레놀핀이나 펜타조신 근육주사를 먼저 사용하는 편이 빠른 증상 개선에 도움이 된다.

발작 시	작약감초탕+대건중탕

• 효과증강

배석촉진	저령탕(or 저령탕합사물탕)을 추가

• 경혈자극

요관결석에 동반되는 산통(疝痛)에는 경혈자극도 유용하다. 지실(志室)에 지압을 하거나 침 시술하면 좋다. (그림35 p.151)

■ 요로감염

세균성감염에는 항균제를 주로 쓴다. 냉증이면 요로감염이 장기화되기도 한다. 냉증을 개선하는 것은 감염예방에도 도움이 된다.

일반적	저령탕
혈뇨	저령탕합사물탕

• 효과증강

보다 강한 효과가 필요할 때	저령탕+용담사간탕

■ 음낭수종

음낭수종은 크게 선천성과 후천성, 둘로 나누어진다. 선천성교통성 음낭수종은 영유아에서 많이 나타나며, 복막초상돌기 폐쇄부전이나 발육과정 상 복압의 상승, 복수 증가에 따른 정소주위 복강액 저류에 의해 생긴다. 후천성은 성인에서 많이 나타나며 염증, 외상, 종양 등에 의해 발생한다. 증상이 개선되지 않으면 천자나 수술적응증이 되나, 그 전에 한방치료를 시도해보아도 좋다.

기본적으로는 수독(水毒) 치료를 진행한다. 오령산이 기본이나, 염증이 심하면 시령탕으로 변경한다. 열감이 심하면 월비가출탕이 낫다. 장기화되면 구어혈제(驅瘀血劑, 계지복령환 등)를 병용한다.

소아	오령산
성인	월비가출탕

• 효과증강

소아	오령산+소건중탕
성인	월비가출탕+오령산

12. 산부인과질환

■ 임산부 급성 상기도염·독감

임신 중 약물투여는 기형형성과 유산발생 우려가 있다. 하지만, 대황, 망초, 도인, 홍화, 지실, 빈랑자 같은 약재를 함유하고 있는 한방약만 피한다면, 단기간의 한방치료 만으로도 조기에 증상을 경감시킬 수 있다. (표14)

표14 임신 중 사용할 수 있는 한방약

한방약	질환·증상	효과증강
당귀작약산	절박유산	향소산
오령산	입덧, 부종	당귀작약산
소반하가복령탕	입덧	이진탕
반하후박탕	입덧	이진탕
육군자탕	식욕부진	향소산
시령탕	임신중독증	향소산
향소산	감기, 입덧	소시호탕
맥문동탕	기침	반하후박탕
작약감초탕	장딴지경련	당귀작약산

급성상기도염	향소산

• 효과증강

고열	향소산+소시호탕(그때그때 복용)
극심한 기침	향소산+맥문동탕
구역	향소산+소반하가복령탕(or 반하후박탕)
심한 부종	향소산+당귀작약산

■ 입덧

임신 중에도 복용할 수 있는 한방약이 있다. (표14) 감기뿐 아니라 입덧은 한방치료의 좋은 적응증이다. 구역을 경감시키기 위해 냉복하도록 한다. 생강즙을 소량 추가하면 효과가 더욱 좋아진다.

입덧	소반하가복령탕
	반하후박탕(소반하가복령탕이 더 속효성 있음)

• 효과증강

심한 구역, 구토	이진탕 추가

■ 임신성고혈압

일반적으로 임신 중에는 혈관저항 감소와 함께 혈압이 저하되는 경향을 보이며, 하지도 잘 붓는다. 임신성고혈압(pregnancy induced hypertension: PIH)의 경우, 고혈압, 부종, 단백뇨가 잘 나타난다. 자간(子癎)은 임신 중(20주 이후) 경련발작으로 PIH라고 해서 반드시 중증은 아니다. 당귀작약산은 이수제로 분류되나, 안태약으로도 잘 알려져 있다. 중증 PIH에는 니카르디핀이 필요하나, 당귀작약산+향소산을 자간 예방책으로 사용할 수 있다.

PIH	당귀작약산+향소산

• 효과증강

심한 부종	오령산 추가

■ 유선염

화농성유선염이나 대시호탕 사용 시에는 수유를 피해야 한다. (부록1 p.104 참조) 갈근탕은 유즙분비부전에도 응용할 수 있다.

급성울체성	갈근탕
화농성	갈근탕+배농산급탕

• 효과증강

발열 시	갈근탕+소시호탕
발열, 변비 시	갈근탕+대시호탕

■ 월경곤란증

발생 시와 예방차원의 한방치료는 다르다. 증상이 심한 증례는 냉증이 많은데, 이때 냉증 치료도 겸한다.

월경통	안중산+작약감초탕

• 효과증강

복부냉증, 복통	대건중탕 추가
연변, 설사	당귀건중탕 추가

13. 안과질환

눈 역시 다른 질환과 비슷하게 기혈수(氣血水)나 육병위(六病位) 이론에 맞춰 한방치료를 한다. 또한 한방의학의 오행론(五行論)*에서 동공은 신(腎), 홍채는 간(肝), 결막은 폐(肺), 내자(內眥)와 외자(外眥)는 심(心), 안검주위는 비(脾)에 속하기 때문에 각각에 적용할 수 있는 한방약을 응용해야 한다. (그림36 p.151)

■ 결막염

결막충혈과 눈곱이 주증상이다. 태양병(太陽病)으로 보아 갈근탕을 제1선택약으로 한다. (그림16 p.139) 알레르기결막염을 응급외래에서 진료할 일은 많지 않지만, 일단 만난다면 오호탕+소청룡탕을 사용한다.

결막염	갈근탕

• 효과증강

결막충혈, 부종	갈근탕+월비가출탕(or 길경석고)

■ 결막하출혈

외상이나 수술 후 잘 생기는데, 유발원인이 명확하지 않은 경우도 많다. 자연회복을 기다려 봐도 좋은데, 다른 사람들이 눈이 왜 그런지 물어 어쩔 수 없이 진료를 받게 되는 경우도 있다.

결막하출혈	황련해독탕

• 효과증강

고혈압, 변비	황련해독탕+삼황사심탕
어혈징후	황련해독탕+계지복령환
외상	황련해독탕+치타박일방

■ 결막부종

다양한 원인으로 혈관투과성이 항진되어 쉽게 부종이 생긴다. 마황,
석고로 결막부종을 치료한다. (그림3 p.131)

결막부종	월비가출탕

• 효과증강

알레르기성	월비가출탕+마행감석탕

■ 급성녹내장발작

폐색우각녹내장은 급성발작을 일으킨다. 조속히 안과의사를 만나게
해야 한다. 하지만 대증요법으로 한방치료를 병행할 수도 있다. 월비가
출탕은 마황, 석고, 창출 조합으로 전방수를 이수(利水)시켜 안압을 내
려준다. (그림3 p.131)

녹내장	월비가출탕

• 효과증강

심한 안구통증	월비가출탕+오령산

제 2 장

중환자실(ICU)편

■ 뇌부종

　뇌부종의 기전은 혈액뇌관문에 이상이 생겨 혈관투과성이 항진되고, 혈청단백 누출에 의해 수분이 주로 세포외강에 머무르게 되는 vasogenic edema와 대사이상에 의해 세포막 이온 출입에 장애가 생겨 주로 세포내에 수분이 저류되는 cytotoxic edema 2종류가 있다. 이 둘 모두를 한방의학에서는 수독(水毒)으로 다룬다. 현재는 이 현상에 아쿠아포린이 관계가 된 것으로 밝혀져 있는데, 오령산은 아쿠아포린을 제어하는 작용이 있다. (그림13 p.137) 오령산은 경막하혈종에도 증상악화를 방지하는 효과가 있는 것으로 알려져 있다.

뇌부종	오령산

• 효과증강

발열	시령탕
출혈 합병	오령산+치타박일방(or 계지복령환)

■ ICU-AD(aquired delirium): 섬망

　한방약만으로는 속효를 얻기 어려운 측면이 있지만, 억간산, 수보렉산트, 라멜테온 3제요법을 사용하면 아주 유효한 증례가 많았다. 예방적으로 사용하는 편이 좋다.

안색불량(얼굴이 파랗고 섬망)	억간산
안면홍조(얼굴이 붉으며 섬망)	황련해독탕

• 효과증강

흥분 시	억간산+황련해독탕
위장허약	억간산가진피반하로 변경

■ 불면

ICU 재실 중, ICU 퇴실 후, 퇴원 후 발생하는 운동기능, 인지기능, 정신장애 등을 포괄하여 Post-Intensive Care Syndrome(PICS)이라고 부른다. 그 요인으로는 ①질환 중증도, ②치료와 관리의 개입(인공호흡, 기도흡인, 카테터, 혈액정화요법, 약제, 검사, 체위변경 등), ③ICU 환경요인(알람음, 폐쇄공간, 이차감염위험 등), ④환자의 정신요인(불면, 스트레스, 증상이나 사회적 배경에 대한 불안 등)이 있으며, 불면도 중요한 인자가 된다. (그림37 p.152)

한방약이 수면도입제 같은 속효성을 내길 기대하기는 어렵지만, 진정작용이 있는 약재(조구등, 산조인, 용골, 모려, 원지, 소맥 등)가 배합된 한방약으로 진정을 시도할 수 있다. 일반적인 상황에서는 산조인탕을 주로 사용하는데, ICU에서는 흥분상태를 억누를 수 있는 억간산이 더 유효하다. 억간산은 신경염증 요인인 미세아교세포의 활성화를 억제한다. 억간산가진피반하는 억간산에 진피와 반하를 추가하여 위장장애를 예방한다. ICU에서는 스트레스성 궤양 위험성도 높아 억간산가진피반하를 사용하는 편이 더 유용할 것 같다. 또한 진피의 성분인 노빌

레틴이나 시넨세틴에는 항치매작용이 있는 것으로도 알려져 있다. 흥분상태가 심할 경우에는 황련, 황금, 산치자 등의 청열작용이 있는 황련해독탕을 추가한다. 소아에서는 억간산가진피반하를 사용한다. 야간울음이나 경련이 있으면 감맥대조탕을 병용한다.

ICU 퇴실 후, 재실 당시를 전혀 기억하지 못하는 상태는 심적 외상 후 스트레스 장애(post-traumatic stress disorder: PTSD)이다. PTSD에는 계지가작약탕(or 계지가용골모려탕)과 사물탕을 병용한다.

PICS 개념은 노쇠(Frailty) 개념과 공통되는 측면이 있다. 근감소증(sarcopenia)은 근력저하에 의해 민첩성이 사라져 낙상, 골절이 잘 일어나게 되는 신체문제를 의미한다. 반면, 노쇠란, 고령기에 생리예비능이 저하됨으로써 스트레스에 대한 취약성이 증가하고, 생활기능장애와 간호 필요 상태에 잘 빠지게 됨으로써, 신체노쇠, 정신 및 심리노쇠, 사회노쇠 총 3가지 측면으로 구성된다. 이렇게 노쇠에는 정신문제도 포함되어 있어, 심신일여(心身一如)*를 지향하는 한방의학의 치료방향성과도 일치한다.

신체적으로나 정신적으로도 허약한 상태를 한방의학에서는 허증(虛證)으로 다루어 치료한다. 곧 노쇠 한방치료는 PICS 치료와 상호관계가 있다고도 볼 수 있다. (그림38 p.153)

흥분	억간산가진피반하
고혈압경향	시호가용골모려탕

• 효과증강

안면홍조	억간산가진피반하+황련해독탕
수술 후	인삼양영탕

■ 위내용물 정체

중증환자에서는 위연동억제가 일어나 경비위관 영양관리를 진행하더라도 언제나 위에 음식물이 머무르게 된다. 이런 증례에 한방치료가 유효하다. 육군자탕은 위배출촉진작용이 있다. (그림12 p.137) 또한 육군자탕에는 식욕증진작용도 있어, 조기 경장영양을 위해서도 유용하다.

위연동억제	육군자탕

• 효과증강

장관가스량 증가	육군자탕+대건중탕
허약	육군자탕+향소산

■ 장폐색

장폐색이란 장연동부전에 따른 장관 운동기능장애이다. 기능적 장폐색(마비성, 경련성)이 한방치료의 적응증이 된다. 수술 후에는 냉증이 없더라도 대건중탕을 활용할 수 있다. 대건중탕에는 장관운동항진작용, 혈류증가작용, 항염증작용 등이 있는 것으로 밝혀져 있다. (그림11 p.136) 스트레스로 기 순환이 나빠지면 기체(氣滯)가 되고, 복부팽만이 일어난다. 그런 상태에 이기제인 반하후박탕을 쓴다. 복령음은 위염에도 쓰나, ICU에서는 급성위점막장애 예방에 프로톤펌프억제제나 H_2차단제를 많이 투여한다. 예방도 겸할 겸 복령음합반하후박탕을 사용해도 좋다.

소장연동불량	대건중탕
복부팽만, 거대결장	반하후박탕(or 복령음합반하후박탕)
대장연동불량	대승기탕

• 효과증강

장관 가스량 증가	대건중탕+반하후박탕(or 복령음합반하후박탕)
변비	대건중탕+대승기탕

■ 간기능장애

급성간염은 간의 미만성 급성염증으로 간세포장애를 반영하여 AST, ALT 수치 상승을 보인다. 악화 방지를 위해 스테로이드 투여를 한다. 염증 억제에는 다양한 시호제가 유용한 것으로 알려져 있는데, 인터페론제제와의 병용금기나 간질성폐렴에 대한 우려로 사용을 꺼리는 경향이 있다. (표15) 소시호탕은 항염증약으로, 본래 급성기에 단기간 사용해야 한다. 만성간염에 막연히 소시호탕을 투여하는 것은 혈압이 저하되어 있는 사람에게 혈압강하제를 투여하는 것과 같으므로 피해야만 한다. 이렇게 급성간염과 만성간염의 한방치료는 크게 다르다. 만성간염이나 간경변 말기는 허증(虛證)으로 보중익기탕이나 십전대보탕 같은 보약을 사용해야만 한다. 인진호탕에는 사하작용과 구어혈작용이 있는 대황이 함유되어 있다. 또한 인진호는 빌리루빈 대사를 촉진하며, (그림14 p.138) 한방의학에서도 황달의 성약(특효약)으로 불러왔다. 과거 선현들이 붙여 둔 '각 증상의 성약'이라는 별명은 지금도 임상에서 충분히 활용할만한 가치가 있다. (표16)

황달	인진호탕

• 효과증강

보다 강한 효과가 필요할 때	인진호탕+소시호탕

표15 급성간기능장애에 사용할 수 있는 한방약

	시호제	구어혈제	청열이습제 (淸熱利濕*劑)	이수제
실증	대시호탕	도핵승기탕	인진호탕 삼황사심탕	시령탕 오령산
중간	소시호탕 시호계지탕	계지복령환	인진호탕 인진오령산 황련해독탕	인진오령산
허증	가미소요산 시호계지건강탕	계지복령환 사물탕	인진오령산	

표16 각 증상별 성약(聖藥)

a. 약재

대상	약재	작용
황달	인진호	황달경감 해열(解熱)*
여성 (혈도증)	향부자	행기(行氣) (기체〈氣滯〉를 개선)
여성 (어혈)	대황	통변(通便), 청열, 구어혈
여성 (혈허)	당귀	보혈, 회양(回陽)*, 안 태, 통변

b. 한방약

대상	한방약
황달	인진호탕
안태	당귀작약산
여성(혈허)	사물탕
입덧	소반하가복령탕
산후	궁귀조혈음제1가감
고령자	팔미지황환
소아(허약)	소건중탕
소아(발열)	소시호탕

급성췌장염에서는 좌측우위의 흉협고만(胸脇苦滿)이 나타나므로, 항염증약인 시호제를 병용한다. (그림18 p.141, 그림27 p.146) 급성췌장염일 때, 조기 경장영양을 실시하면 감염합병증 발생을 줄일 수 있다. 그 때문에 인공호흡관리 중이더라도 한방약을 비위관을 통해 투약한다. (그림8 p.134) 중증 급성췌장염의 경우, 화학전달물질의 수치가 높아져 혈관투과성이 항진된다. 그 때문에 전신성 부종이 심하게 나타난다(수독〈水毒〉). Cullen징후나 Grey–Turner징후는 혈성 삼출액이 피하조직에 침착되어 나타나는데, 이것은 어혈(瘀血)로 볼 수 있다. 중증에서는 복만(腹滿)이나 양측 흉협고만이 명확해져, 시령탕(소시호탕+오령산)을 영양제와 동시에 처방할 수 있다. 장관부종에 의한 구토에도 효과가 있다. 황련해독탕에는 청열작용이 있다. (그림25 p.145) 경과가 길어지면 작약의 진통작용을 기대하며 시호계지탕으로 변경 또는 추가해도 좋다. 중증례의 경우, 마비성 장폐색도 병발하기 때문에 대건중탕도 활용할 수 있다.

췌장염	시령탕+황련해독탕

• 효과증강

염증이 심할 때	시령탕+황련해독탕+사역산(or 시호계지탕)
피하출혈	시령탕+황련해독탕+계지복령환
마비성 장폐색	시령탕+대건중탕

저온화상이나 광범위화상으로 창상치유에 시간이 걸릴 때는 십전대

보탕을 사용한다. 감염징후가 있다면, 배농산급탕을 추가한다. 욕창
등이 괴사조직에 덮혀 있을 때는 괴사조직절제도 실시한다. 괴사조직
을 제거하지 않고 십전대보탕을 계속 쓰면 피부발적이 일어나는 경우
가 있다.

장기간 중심정맥 카테터를 유치해야 하는 증례에 십전대보탕을 복
용시켜 두면, 카테터 교환 횟수가 감소하게 된다.

창상치유지연	십전대보탕

• 효과증강

화농창	십전대보탕+배농산급탕

■ 패혈증

패혈증의 원인은 세균, 진균, 바이러스 등으로 다양한데, 감염병
소 제어와 항균제요법이 필수적이다. 원인미생물에서 외인성 인자
Pathogen-Associated Molecular Patterns(PAMPs)가 생산되며, 그 자
극으로 면역담당세포가 반응을 일으켜 내인성 인자 alarmins가 생산
되어 패혈증성쇼크가 일어난다. (그림39 p.154) 패혈증에서는 전신성염
증반응증후군(Systemic Inflammatory Response Syndrome: SIRS)이 진행
되어, 염증성 사이토카인을 필두로 한 화학전달물질이 과잉 생산된다.
그 때문에 혈관투과성 항진이 일어난다(수독〈水毒〉).

패혈증은 한방단독으로 치료하기는 어렵지만, 항염증작용을 기대하
며 소시호탕이나 소시호탕+오령산인 시령탕을 병용해볼 수 있다. 소
시호탕에는 항산화작용과 TNF(tumor necrosis factor) 억제작용 등이 있
는 것으로 알려져 있다.

심박출량 증가나 말초혈관 확장이 나타나는 Warm shock에 대해서는 패혈증진료가이드라인이 작성되어 있어, 치료가 표준화되어 있다. 반면, 심박출량 저하나 말초혈관 수축이 나타나는 Cold shock에 대해서는 확실한 치료법이 없다.

Warm shock은 삼양합병(三陽合病* 양명병기 위주)에 해당하므로 시령탕이나 대승기탕을 투여한다. (그림7 p.133, 그림22 p.143) 고열에는 대승기탕으로 해열효과도 볼 수 있다. Warm shock에서 Cold shock으로의 이행기는 다장기부전으로 진행하게 되며, 합병이나 병병(倂病)이 혼재된 상태이다. (그림40 p.155) 기혈수(氣血水)로 보더라도 어혈(瘀血), 혈허(血虛), 수체(水滯), 기허(氣虛)가 혼재된 병태로 구어혈제도 병용할 필요가 있다. Cold shock에는 망상피반(mottled skin)이 나타나며, 장관괴사(비폐색성장관허혈증) 위험성도 있다. Cold shock 말기는 궐음병에 해당하며, 부자가 유용하다. (그림3 p.131) 부자에는 온열작용, 강심작용, 진통작용, 신진대사항진작용, 이수작용 등이 있다. IL-18 같은 사이토카인 생산억제작용과 항산화작용이 있다는 것도 알려져 있다. 다만 부자는 단독으로 투여할 수 없기 때문에 시령탕, 계지복령환, 사물탕 등과 병용한다.

quick SOFA ≥ 2	소시호탕(or 시령탕)
고열	대승기탕

* quick SOFA (qSOFA): ①호흡수 22회/분 이상, ②정신상태변화, ③수축기혈압 100mmHg 미만 3가지 항목 중, 2가지 항목 이상은 패혈증 의심으로 진단한다. 다만, 한방치료는 qSOFA 점수에 관계없이 임상증상에 맞춰 시행한다. 급성폐색성 담관염이나 패혈증성 간부전 등으로 황달이 나타날 때, 대승기탕 대신 인진호탕을 쓴다.

• 효과증강

Warm shock	시령탕+대승기탕
Cold shock	시령탕+부자+계지복령환

■ 난치성감염증

MRSA(Methicillin-resistant *Staphylococcus aureus*)와 MDRP(Multi-drug resistant *Pseudomonas aeruginosa*) 등은 항균제로 대처하기 어렵다. 한방 치료로 면역력을 높여 본치를 목표로 해야 한다. (그림5 p.132) 빈혈이 없다면, 보중익기탕쪽이 좋다. 빈혈, 냉증이 있으면 십전대보탕으로 변 경한다. 인삼양영탕에 함유된 오미자에는 진해작용, 자윤 및 지한작용 이 있어 간질성폐렴 등 호흡장애가 있을 때 사용한다. 홍삼은 자양강 장작용이 있다. 인삼+오미자는 기를 보하며 호흡촉박을 개선한다.

쉽게 피로, 수술 후	보중익기탕
빈혈	십전대보탕
호흡기질환	인삼양영탕

• 효과증강

	홍삼(1.5~3.0g/일)을 추가

■ 파상풍

파상풍은 *Clostridium tetani*가 생산하는 외독소로 인해 강직성경 련과 다채로운 자율신경계 과긴장을 일으키는 감염증이다. 근경련(안면 경련, 아관긴급〈牙關緊急〉, 각궁반장〈角弓反張〉 등)에 한방치료를 사용하는 데, 자율신경계 과긴장도 경감시킬 수 있다. (표17 p.30 참조) 갈근탕에 함유된 갈근, 작약, 감초에는 진경(鎭痙) 진통(鎭痛)작용이 있다. 또한 마황, 계피에도 진통작용이 있기 때문에 예로부터 갈근탕이 파상풍 치료에 사용되어 왔다. 파상풍에 의한 전신성 근경련은 매우 극심하게 나타나며, 단기간이라면 감초와 작약 투여량을 늘리기 위해 작약감초탕을 병용한다. (그림10 p.135) 다만 감초는 가성알도스테론증을 일으킬 가능성이 있기 때문에 증상이 경감되면 빠르게 감량해야 한다. (부록1 p.104 참조)

전신형	갈근탕+작약감초탕
국소형	대시호탕(and/or) 작약감초탕

• 효과증강

섬망	대승기탕+작약감초탕

■ 구획증후군(Compartment syndrome)

신전성이 결여된 피부나 근막에 덮여 있는 조직이 매우 심하게 붓거나(수독〈水毒〉), 급격히 혈종이 커지게 되면(어혈〈瘀血〉) 내압 상승에 의해 근괴사나 신경장애가 발생한다(구획증후군). 주요 병태는 수독과 어혈이기 때문에, 이수(利水)와 구어혈(驅瘀血)을 시행한다. 통증이 심하면 작약감초탕을 병용한다. 구획압이 계속 상승하면 피부나 근막을 절개할 필요가 있다.

종창	오령산+치타박일방

• 효과증강

심한 통증, 종창	시령탕+치타박일방+작약감초탕

제 3 장

재난의료에 응용할 수 있는 한방

"재난 현장에서 구할 수 있는 한방약"을 활용하는 방법

재난 시에는 의료수요와 의료자원(공급)의 불균형이 발생한다. (그림 41 p.155) 초급성기에는 DMAT 같은 재난의료지원팀이 중심이 되어, 상병자에 대응할 수 있으나, 그 후 피해지원에서는 한정된 의료자원을 활용할 수밖에 없는데, 이때 침구치료와 함께 한방치료도 활용해야만 한다. (그림42 p.156)

양약이 부족한 상황에서는 한방약도 부족할 것이기 때문에 "재난 현장에서 구할 수 있는 한방약"을 사용할 수밖에 없다. 그 때문에 병명에 맞춰 처방하는 것도 용인되나, 한정된 의료자원을 유효하게 활용하기 위해선 1가지 처방으로 다양한 증상에 대응해야 한다. 곧 피해지원 시 1가지 처방으로 많은 증상에 대처할 수 있는 한방약(이병동치〈異病同治〉) 활용이 필수적이다. (표18)

비상시 유용한 한방 진료법

정전, 단수 등이 발생하면 검사기기도 사용할 수 없게 된다. 반면, 한방 진료법(설진, 맥진, 복진 등)은 기기가 꼭 필요하지 않아 비상시에도 유용하다. (그림18 p.141, 그림26 p.145, 그림27 p.146)

설진에서는 설질(舌質)과 설태(舌苔) 2가지를 본다. (그림43 p.156) 설질

표18 재난의료에 휴대해야 할 한방약 15처방

한방약	효능·효과
갈근탕	급성상기도염, 두통, 중이염, 비염, 부비동염, 편도염, 결막염, 유선염, 목 위팔증후군, 국소형 파상풍, 두드러기, 야뇨증
소시호탕	기관지염, 폐렴, 위염, 간기능장애, 담낭염, 담석증, 편도염, 이하선염, 림프염, 온열질환
소청룡탕	비염, 기관지염, 기관지천식, 알레르기결막염, 꽃가루알레르기, 중이염
오령산	부종, 흉수, 복수, 구토, 설사, 두통, 어지럼, 숙취, 화상, 온열질환, 급성위장염, 당뇨병, 경막하혈종, 삼차신경통, 대상포진 후 신경통, 신기능장애
월비가출탕	연조직염, 대상포진, 동물교상, 통풍발작, 가성통풍, 화상, 신장염, 신증후군, 습진, 관절염
작약감초탕	통증 동반 근경련, 장딴지경련, 파상풍, 치통, 상복통, 복통, 담석발작, 요관결석, 딸꾹질, 야경증, 야제증, 구내염
반하후박탕	불안신경증, 인후두이상감각, 신경성위염, 위식도역류질환, 두근거림, 불면, 입덧, 쉰목소리, 기관지염
황련해독탕	코피, 객혈, 토혈, 치질출혈, 고혈압, 가려움, 두드러기, 아토피피부염, 구내염, 위염, 숙취, 섬망, 불면, 신경증
억간산	신경증, 불면, 섬망, 이갈이, 야경증, 야제증, 파킨슨병, 긴장형두통, 월경전증후군
육군자탕	위불편감, 식욕부진, 위염, 우울, 비미란성위식도역류질환, 기능성소화불량, 악액질, 만성췌장염
소건중탕	복통, 설사, 장염, 허약, 과민성대장증후군, 궤양성대장염, 만성췌장염, 소아야뇨증
팔미지황환	요통, 좌골신경통, 장딴지당김, 전립선비대, 배뇨장애, 당뇨병성신경장애, 고혈압, 신장염, 방광염, 만성신부전, 소아야뇨증, 냉증
계지복령환	월경불순, 월경곤란증, 자궁내막증, 자궁근종, 부정성기출혈, 갱년기장애, 복막염, 타박염좌, 동상, 치질, 고환염, 두통, 어깨결림, 요통, 변비, 불면, 두근거림, 고혈압, 갑상선종, 습진, 여드름, 코피, 냉증
영계출감탕	어지럼, 멀미, 신경증, 두근거림, 두통, 기립성조절장애, 공황발작
보중익기탕	식욕부진, 우울, 허약, 다한증, 도한, 감기회복기, 중이염, 탈항, 자궁탈, 치질, 불면, 저혈압, 만성피로증후군, 난치성감염증, 기면증, 만성비염, 만성부비동염, 만성위염, 만성간염, 만성신장염, 만성신부전, 요실금, 갑상선기능저하증

에서는 색조, 형상, 상태를 본다. 설색이 담홍색이면 정상이다. 백색이면 한상(寒狀), 홍색이면 열상(熱狀)이다. 형상으로는 반대(胖大)하며 치흔(齒痕)*이 있으면 수독(水毒), 기허(氣虛)이다. 수박(瘦薄)하면 음허(陰虛)이다. 설상에서 어반(瘀斑)이나 설하정맥충혈이 있으면 어혈(瘀血)이다. 열문(裂紋)은 음허이며 항암제 투여 시에도 나타난다. 지도상(地圖狀)은 기허(특히 비허〈脾虛〉)이며, 신경성위염이나 면역 알레르기질환일 때 나타난다. 설태는 박리된 상피세포, 음식물찌꺼기, 분비물(타액, 점액), 세균과 진균 등이 사상유두의 간극에 축적된 것이다. 설태는 병상(病狀)의 진행도에 따라 변한다. 정상이나 경도이면 박태(薄苔)가 있으며, 서서히 두꺼워진다. 만성기에는 무태가 된다. 경면상은 기혈양허(氣血兩虛)를 반영한다.

맥진에서는 부(浮) 침(沈; 표리〈表裏〉를 반영), 지(遲) 삭(數; 한열〈寒熱〉*을 반영), 강(强) 약(弱; 허실〈虛實〉을 반영)을 확인한다. 가장 중요한 것은 부침(浮沈)이며 감기 감별에 유용하다. 표한(表寒)이면 갈근탕, 이한(裏寒)이면 마황부자세신탕, 부침중간이면 소시호탕 투여를 고려한다.

물론 서양의학적 진찰법(복막자극증상 유무 등)과 병용하면 진료의 질이 더욱 높아질 것이다.

피해자의 심리상황과 한방치료

피해자의 심리상황도 시간이 지남에 따라 변한다. (그림44 p.157) 초기 수일은 망연자실기이며, 그 후 수개월은 허니문기이다. 그 후, 환멸기가 길게 이어지다가 재건기에 들어간다.

각각의 시기에 따라 한방약을 사용해 갈 필요가 있으나, 의료자원 부족이 걱정되는 환멸기까지의 한방치료를 어떻게 시행해갈 것인가가 중요하다. 특히 환멸기에는 PTSD도 주의해야 한다.

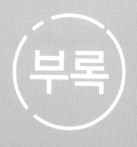
부록

1. 주의가 필요한 부작용

응급상황의 경우, 한방치료 적용기간이 만성질환에 비해 매우 짧기 때문에 빈도는 낮지만, 어느 한방약이나 알레르기 반응을 일으킬 수는 있다. 특히 계피로 인한 피부증상에 주의해야 한다. 지황은 위 불쾌감 같은 경미한 소화기증상을 일으킬 수 있다. 이럴 때, 인삼탕이나 육군자탕 같이 소화기질환에 유용한 한방약을 병용해도 좋겠지만, 웬만하면 표19에 실어둔 허약체질용 한방약으로 변경하여 복용을 이어가는 것이 좋겠다.

다음 약재들은 주요 활성성분의 작용을 통해 부작용 예측이 가능하다. 예방과 대처가 필요한 부작용을 각 약재별로 정리해 보았다.

감초(甘草)

●주요 한방약

8g	감초탕
6g	작약감초탕
5g	감맥대조탕
3g	소청룡탕, 배농산급탕, 궁귀교애탕, 길경탕, 황금탕, 인삼탕
2.5g	반하사심탕, 은교산
2g	갈근탕, 갈근탕가천궁신이, 계지탕, 소시호탕, 소시호탕가길경석고, 시호계지탕(1.5g인 제제도 있음), 시호계지건강탕, 월비가출탕, 시령탕, 소건중탕, 통도산, 당귀사역가오수유생강탕, 맥문동탕, 백호가인삼탕, 마행감석탕, 마행의감탕, 영계출감탕, 영감강미신하인탕, 을자탕, 영강출감탕
1.5g	마황탕, 향소산, 십전대보탕, 천궁다조산, 치타박일방, 보중익기탕, 억간산, 억간산가진피반하, 입효산, 사역산, 가미소요산, 청심연자음(2g인 제제도 있음)
1g	안중산, 십미패독탕(1.5g인 제제도 있음), 소풍산, 소경활혈탕, 조등산, 청폐탕, 청서익기탕, 위령탕, 인삼양영탕, 육군자탕, 시호청간탕, 용담사간탕(1.5g인 제제도 있음), 여신산, 자음지보탕, 가미귀비탕, 치자백피탕, 산조인탕

표19 체질(허실〈虛實〉)에 따른 한방약 시용법

실증용(實證用)	허증용(虛證用)
마황탕 맥부(脈浮). 발열. 전신관절통	**마황부자세신탕** 맥침(脈沈). 오한이 심함. 인후감기*
소청룡탕 기침	**영감강미신하인탕** 허약자
소시호탕 염증반응전반	**보중익기탕** 허약자
갈근탕 항배강통(項背强痛)	**진무탕** 신진대사저하
청폐탕 점조한 가래가 많음	**자음지보탕** 허열(虛熱/ 미열, 도한, 기침)
시호가용골모려탕 스트레스에 대항. 흉협고만(胸脇苦滿)	**계지가용골모려탕** 스트레스에 패배. 신경과민(번경〈煩驚〉*)
여신산 증상이 불변	**가미소요산** 증상이 변함
팔미지황환 냉증과 번열(煩熱)*감이 교대로 나타남	**청심연자음** 냉증, 신경질적
반하사심탕 냄새가 좋지 않은 설사	**인삼탕** 설사는 경미, 위 증상이 있고, 타액이 많음
계지복령환 체력 중등도. 혈허(血虛), 수독 증상은 적음	**당귀작약산** 냉증, 수독(水毒)
인진호탕 복만(腹滿), 변비	**치자백피탕** 흉협고만(胸脇苦滿)과 수독(水毒) 없음

●가성알도스테론증

감초의 주성분인 글리시리진은 글리시리진산으로 대사되어 체내에 흡수된다. 그 약리작용 중 하나인 미네랄코르티코이드 유사 작용에 의해 나트륨 저류와 칼륨 배설이 일어나게 되며, 저칼륨혈증, 혈압상승, 부종, 근병증이 발생한다. 다만, 발생에는 개인차가 있는데, 글리시리진산의 대사물질인 18β－glycyrrhetyl－3－O－sulfate에 의해 발생할 가능성이 시사되고 있다.

파상풍 치료를 위해 감초를 대량으로 사용할 때 발생할 가능성이 높기 때문에 주의가 필요하다. 대부분의 경우, 투여를 중지하기만 해도 증상은 개선되나, 필요에 따라 칼륨 보충을 시행해야 한다. 전해질이상, 부종에는 오령산도 유효하다.

감초의 하루 용량 상한이 따로 정해져 있지는 않지만, 저칼륨혈증이 있을 경우, 2.5g 이상 함유한 제제 사용은 금기로 생각하는 것이 좋겠다.

마황(麻黃)

●주요 한방약

6g	월비가출탕
5g	마황탕
4g	마행감석탕, 마행의감탕, 오호탕, 마황부자세신탕
3g	갈근탕, 소청룡탕, 갈근탕가천궁신이
2g	계마각반탕

마황의 주성분인 에페드린에는 교감신경자극작용이 있다. 따라서 기관지천식으로 교감신경자극제, 잔틴유도체, 항콜린제를 복용 중일 경우나 허혈심질환, 부정맥이 있을 때는 신중히 투여해야 한다.

소변 중독약물 정성검사에서는 교차반응에 의해 암페타민류에 위양성을 보일 수도 있기 때문에 주의가 필요하다.

부자(附子)

●주요 한방약

1g   마황부자세신탕, 우차신기환

0.5g   팔미지황환, 계지가출부탕, 진무탕

각시투구꽃이 기원인 부자는 아코니틴류에 의한 두근거림, 상기, 구순부 주위 저림, 오심, 구역이 일어날 수 있다.

황금(黃芩)

●주요 한방약

4g   황금탕

3g   대시호탕, 소시호탕, 소시호탕가길경석고, 시호계지건강탕, 황련해독탕, 시박탕, 삼황사심탕, 시령탕, 용담사간탕(1.5g인 제제도 있음), 여신산, 청심연자음, 을자탕

2.5g   반하사심탕, 시호가용골모려탕

2g   시호계지탕, 청폐탕

1.5g   시호청간탕

●간질성폐렴

발생기전은 명확치 않으나, 황금이 함유된 한방약 관련 보고가 많기 때문에 주의를 기울여야 한다. 중증례의 경우, 부신피질호르몬 투여도 필요하다.

●간기능장애

발생기전은 명확치 않으나, 황금이 함유된 한방약 관련 보고가 많기 때문에 주의를 기울여야 한다. 유발검사(challenge test)를 꼭 해야만 하는 것은 아니며, 중증례의 경우, 혈액정화요법이 필요하다. 황금을 함유하지 않은 한방약이라도 간기능장애를 일으켰다는 보고도 있다.

산치자(山梔子)

●주요 한방약

3g   인진호탕, 치자백피탕

2g   황련해독탕, 청폐탕, 가미소요산, 가미귀비탕

1.5g   시호청간탕

●장간막정맥경화증

산치자를 함유한 한방약을 장기투여하면 장간막정맥경화증이 발생할 수 있다. 원인불명의 복통, 설사, 변비, 복부팽만감이 반복될 경우, CT와 대장내시경검사를 시행하여 이 질환을 감별해야 한다.

대황(大黃)

●주요 한방약

4g   대황감초탕, 마자인환

3g   도핵승기탕, 통도산, 삼황사심탕

2g   대황목단피탕, 대승기탕

1g   대시호탕, 치타박일방, 인진호탕

0.5g   을자탕(1g인 제제도 있음)

●설사

대황의 안트라퀴논 유도체가 모유를 통해 전달되어 영유아가 설사를 할 가능성이 있기 때문에 수유 중일 경우, 신중히 투여한다.

●유산

실제로 유산을 일으켰다는 보고는 없으나, 임산부에 대한 안전성은 확립되어 있지 않다. 대황에는 자궁수축작용이 있기 때문에 임산부나 임신 가능성이 있는 경우에는 투여를 피해야 한다.

2. 주요 한방약의 구성약물과 효능·효과

한방의학을 조금 더 깊이 학습하고자 하는 분들은 각 약재의 한방의학적 작용에 대해서도 알아둘 필요가 있다. 약재는 조합의 묘가 있어 1+1≥2가 되어, 한층 더 새로운 효과를 만들어 낼 수 있다. 부작용을 예방하는 의미에서도 주요 약재는 파악해 두는 것이 중요하다.

이 책에서 다룬 주요 한방약의 구성약물(구성약물수)와 효능·효과를 정리해 두었다.

I. 해표제(解表劑)

표증(表證)을 치료한다.

●마황부자세신탕

구성약물(3) 마황, 부자, 세신

효능·효과 감기, 기관지염, 기침

●마황탕

구성약물(4) 마황, 행인, 계피, 감초

효능·효과 감기, 독감, 코감기, 기관지천식, 영유아 코막힘, 포유곤란, 류마티스관절염

●마행감석탕

구성약물(4) 석고, 마황, 행인, 감초

효능·효과 기관지염, 기관지천식, 소아천식

●오호탕

구성약물(5) 석고, 마황, 행인, 상백피, 감초

효능·효과 기침, 기관지천식

●계지탕

구성약물(5) 계피, 작약, 대조, 감초, 생강

효능·효과 감기, 두통, 신경통, 류마티스관절염, 신경쇠약

●갈근탕

구성약물(7)   갈근, 마황, 계피, 작약, 대조, 감초, 생강

효능·효과   감기, 코감기, 염증성질환(결막염, 각막염, 중이염, 편도염, 유선염, 림프염), 어깨결림, 신경통, 두드러기, 두통, 편두통

●소청룡탕

구성약물(8)   반하, 건강, 감초, 계피, 오미자, 세신, 작약, 마황

효능·효과   기관지천식, 비염, 알레르기비염, 알레르기결막염, 감기, 기관지염

●천궁다조산

구성약물(9)   향부자, 천궁, 강활, 형개, 박하, 백지, 방풍, 감초, 다엽

효능·효과   감기, 두통, 혈도증(血道症)

●갈근탕가천궁신이

구성약물(9)   갈근, 마황, 계피, 작약, 대조, 감초, 생강, 천궁, 신이

효능·효과   코막힘, 부비동염, 만성비염

●갈근가출부탕

구성약물(9)   갈근, 마황, 계피, 작약, 대조, 감초, 생강, 창출, 부자

효능·효과   어깨결림, 견갑부신경통, 상반신 류마티스관절염

●은교산

구성약물(10)   금은화, 연교, 박하, 길경, 감초, 담두시, 우방자, 담죽엽, 형개, 영양각

효능·효과   감기, 인두통, 갈증, 기침, 두통

Ⅱ. 화해제(和解*劑)

병사(病邪)가 반표반리(半表半裏* 소양〈少陽〉)에 있을 때 사용한다.

●작약감초탕

구성약물(2)   작약, 감초

효능·효과   통증 동반 근경련, 담석증 신결석 방광결석의 경련통, 복통, 위경련

●사역산

구성약물(4)   시호, 작약, 지실, 감초

효능·효과   담낭염, 담석증, 위염, 위산과다, 위궤양, 비염, 기관지염, 신경질, 히스테리

●황금탕

구성약물(4) 황금, 작약, 대조, 감초

효능·효과 장염, 소화불량, 구토, 설사

●반하사심탕

구성약물(7) 반하, 황금, 건강(생강), 감초, 대조, 인삼, 황련

효능·효과 급만성 위장염, 발효성설사, 소화불량, 위하수, 신경성위염, 위장허약, 숙취, 트림, 가슴쓰림, 구내염, 신경통, 입덧

●소시호탕

구성약물(7) 시호, 반하, 황금, 대조, 인삼, 감초, 생강

효능·효과 감기, 기관지염, 기관지천식, 폐렴, 흉막염, 늑막염, 림프염, 만성 위장장애, 위장허약, 구역, 식욕부진, 만성간염, 신장병, 빈혈

●시호계지건강탕

구성약물(7) 시호, 황금, 괄루근, 계피, 모려, 건강, 감초

효능·효과 갱년기장애, 갱년기신경증, 혈도증(血道症), 신경증, 신경쇠약, 불면, 감기, 심장쇠약, 빈혈

●소시호탕가길경석고

구성약물(9) 시호, 반하, 황금, 대조, 인삼, 감초, 생강, 길경, 석고

효능·효과 편도염, 편도주위염

●시호계지탕

구성약물(9) 시호, 반하, 황금, 감초, 계피, 작약, 대조, 인삼, 생강

효능·효과 감기, 폐렴, 명치부통(위궤양, 십이지장궤양, 담낭염, 담석증, 간기능장애, 췌장염), 늑막염

●시박탕

구성약물(10) 시호, 반하, 복령, 황금, 후박, 대조, 인삼, 감초, 소엽, 생강

효능·효과 기관지천식, 소아천식, 기관지염, 기침, 불안신경증

●가미소요산

구성약물(10) 시호, 작약, 창출(백출), 당귀, 복령, 산치자, 목단피, 감초, 생강, 박하

효능·효과 냉증, 허약체질, 월경불순, 월경곤란증, 갱년기장애, 혈도증(血道症), 신경증, 불면, 위신경증, 위무력증, 위하수, 위확장, 변비, 습진

●시령탕

구성약물(12)   시호, 택사, 반하, 황금, 창출(백출), 대조, 저령, 인삼, 복령,
                감초, 계피, 생강

효능·효과   물 설사, 급성 위장염, 더위먹음, 부종

Ⅲ. 표리쌍해제(表裏雙解劑)

표리(表裏)를 동시에 치료한다.

●대시호탕

구성약물(8)   시호, 반하, 황금, 작약, 대조, 지실, 생강 대황

효능·효과   담석증, 담낭염, 황달, 간기능장애, 고혈압, 뇌출혈, 두드러기,
                위산과다, 급성위장염, 오심, 구토, 식욕부진, 치질, 음위(陰萎),
                변비, 당뇨병, 비만, 신경쇠약, 불면, 기관지천식

●방풍통성산

구성약물(18)   활석, 황금, 감초, 길경, 석고, 백출, 대황, 형개, 산치자, 작약,
                천궁, 당귀, 박하, 방풍, 마황, 연교, 망초(황산나트륨), 생강

효능·효과   고혈압(두근거림, 어깨결림, 상역), 비만, 부종, 변비

Ⅳ. 사하제(瀉下劑)

사하작용(瀉下作用)을 통해 증상을 개선한다.

●대황감초탕

구성약물(2)   대황, 감초

효능·효과   변비

●대승기탕

구성약물(4)   후박, 지실, 대황, 망초(황산나트륨)

효능·효과   변비, 고혈압, 신경증, 식중독

●대황목단피탕

구성약물(5)   동과자, 도인, 목단피, 대황, 망초(황산나트륨)

효능·효과   변비, 월경불순, 월경곤란증, 갱년기장애, 치질, 습진, 두드러기,
                여드름, 방광염

●마자인환

구성약물(6)	마자인, 대황, 지실, 행인, 후박, 작약
효능·효과	변비, 치질, 위축신

V. 청열제(淸熱劑)

열증(熱證)을 치료한다.

●길경탕

구성약물(2)	길경, 감초
효능·효과	편도염, 편도주위염

●삼황사심탕

구성약물(3)	황금, 황련, 대황
효능·효과	고혈압(상기, 두중감, 어깨결림, 이명, 불면, 불안), 코피, 치질 출혈, 변비, 갱년기장애, 혈도증(血道症), 뇌출혈, 토혈, 하혈

●인진호탕

구성약물(3)	인진호, 산치자, 대황
효능·효과	황달, 담낭염, 간경변, 신증후군, 두드러기, 구내염

●치자백피탕

구성약물(3)	산치자, 황백, 감초
효능·효과	황달, 가려움, 숙취

●황련해독탕

구성약물(4)	황금, 황련, 산치자, 황백
효능·효과	객혈, 토혈, 하혈, 뇌출혈, 고혈압, 심계항진, 신경증, 가려움, 위염, 숙취, 어지럼, 혈도증(血道症)

●백호가인삼탕

구성약물(5)	석고, 갱미, 지모, 감초, 인삼
효능·효과	온열질환, 열성질환, 당뇨병

●입효산

구성약물(5)	세신, 승마, 방풍, 감초, 용담초
효능·효과	치통, 발치 후 통증

●저령탕

구성약물(5)	활석, 택사, 저령, 복령, 아교
효능·효과	요도염, 신장염, 신증후군, 신결석과 방광결석에 의한 배뇨통, 혈뇨, 임병(淋病), 하반신부종, 방광염(잔뇨감), 설사

●을자탕

구성약물(6)	당귀, 시호, 황금, 감초, 승마, 대황
효능·효과	내외치핵, 변비, 탈항, 항문출혈, 치핵통

●인진오령산

구성약물(6)	택사, 창출, 저령, 복령, 인진호, 계피
효능·효과	구토, 두드러기, 숙취, 부종

●배농산급탕

구성약물(6)	길경, 감초, 지실, 작약, 대조, 생강
효능·효과	화농증, 옹(癰), 절(癤), 면정(面疔)

●저령탕합사물탕

구성약물(9)	활석, 지황, 작약, 천궁, 택사, 저령, 당귀, 복령, 아교
효능·효과	배뇨곤란, 배뇨통, 잔뇨감, 빈뇨

●용담사간탕[설씨십육종(薛氏十六種)*, 일관당(一貫堂)*]

구성약물(9)[16]	당귀, 지황, 목통, 황금, 택사, 차전자, 용담초, 산치자, 감초 [+작약, 천궁, 황련, 황백, 연교, 박하, 식방풍]
효능·효과	배뇨통, 잔뇨감, 소변탁함, 대하 [요도염, 방광염, 질염, 음부습진, 대하, 음부양통, 자궁내막증]

●청심연자음

구성약물(9)	맥문동, 복령, 연자육, 황금, 차전자, 인삼, 황기, 지골피, 감초
효능·효과	잔뇨감, 빈뇨, 배뇨통

●십미패독탕

구성약물(10)	길경, 시호, 천궁, 복령, 박속(앵피), 독활, 방풍(식방풍), 감초, 형개, 생강
효능·효과	화농성피부질환, 급성피부질환, 두드러기, 급성습진, 백선증, 여드름

●소풍산

구성약물(13)	지황, 석고, 당귀, 우방자, 창출, 방풍(식방풍), 목통, 호마, 지모, 감초, 고삼, 형개, 선퇴

| 효능·효과 | 습진, 두드러기, 백선증, 한진(汗疹), 가려움 |

●시호청간탕

구성약물(15)	시호, 황금, 황백, 황련, 괄루근, 감초, 길경, 우방자, 산치자,
	지황, 작약, 천궁, 당귀, 박하, 연교
효능·효과	신경증, 만성편도염, 편도비대, 습진, 만성위장염, 빈혈,
	경부림프염, 폐문림프염

●청폐탕

구성약물(16)	당귀, 맥문동, 복령, 황금, 길경, 행인, 산치자, 상백피, 대조,
	진피, 천문동, 패모, 감초, 오미자, 생강, 죽여
효능·효과	기침(가래많음)

VI. 온리보양제(溫裏補陽劑)

이한(裏寒)*을 개선한다

●오수유탕

| 구성약물(4) | 대조, 오수유, 인삼, 생강 |
| 효능·효과 | 편두통, 두통, 구토, 각기, 충심(衝心), 딸꾹질 |

●대건중탕

| 구성약물(4) | 교이, 건강, 인삼, 산초 |
| 효능·효과 | 복통, 위하수, 위무력, 이완성설사, 이완성변비, 만성복막염 |

●인삼탕

구성약물(4)	건강, 감초, 창출(백출), 인삼
효능·효과	급만성 위장염, 위무력, 위확장, 입덧, 위축신, 위장허약, 설사,
	구토, 상복통, 위염, 빈혈, 자가중독, 소아 식욕부진

●진무탕

구성약물(5)	복령, 작약, 창출(백출), 생강, 부자
효능·효과	위장질환, 위장허약, 만성장염, 만성설사, 소화불량, 위무력,
	위하수, 신증후군, 복막염, 뇌출혈, 척수질환, 신경쇠약, 고혈압,
	저혈압, 심장판막증, 심부전(심계항진), 류마티스관절염,
	노인성가려움, 두드러기, 습진, 만성신장염, 감기

●계지가작약탕

구성약물(5) 작약, 계피, 대조, 감초, 생강

효능·효과 복통, 복부불편감, 장염, 만성충수염, 이동성맹장, 만성복막염

●소건중탕

구성약물(6) 교이, 작약, 계피, 대조, 감초, 생강

효능·효과 소아허약체질, 피로권태, 신경질, 만성위장염, 소아설사와 변비, 소아야제증, 소아야뇨증, 빈혈

●안중산

구성약물(7) 계피, 현호색, 모려, 회향, 감초, 축사, 고량강

효능·효과 신경성위염, 만성위염, 위무력, 위산과다, 상복통

●팔미지황환

구성약물(8) 지황, 산수유, 산약, 택사, 복령, 목단피, 계피, 부자(포부자)

효능·효과 신장염, 신증후군, 위축신, 당뇨병, 음위(陰萎), 좌골신경통, 요통, 각기, 방광염, 전립선비대, 고혈압, 부종, 갱년기장애, 노인성습진, 저혈압, 시력저하

●당귀사역가오수유생강탕

구성약물(9) 대조, 계피, 작약, 당귀, 목통, 감초, 오수유, 세신, 생강

효능·효과 동창, 동상, 두통, 하복부통, 요통, 좌골신경통

●우차신기환

구성약물(10) 지황, 우슬, 산수유, 산약, 차전자, 택사, 복령, 목단피, 계피, 부자

효능·효과 하복통, 요통, 저림, 시력저하, 가려움, 배뇨곤란, 빈뇨, 부종

VII. 보기제(補氣劑)

기허(氣虛)를 개선한다

●육군자탕

구성약물(8) 창출(백출), 인삼, 반하, 복령, 대조, 진피, 감초, 생강

효능·효과 위염, 위무력, 위하수, 소화불량, 식욕부진, 상복통, 구토, 입덧

●보중익기탕

구성약물(10) 황기, 창출(백출), 인삼, 당귀, 시호, 대조, 진피, 감초, 승마, 생강

효능·효과 여름탐, 결핵, 식욕부진, 위하수, 위장허약, 치질, 탈항, 자궁하수, 음위(陰萎), 다한증, 도한(盜汗)* 감기, 빈혈, 저혈압,

허약체질, 피로권태

VIII. 보혈제(補血劑)

혈허(血虛)를 개선한다

●사물탕

구성약물(4)   지황, 작약, 천궁, 당귀
효능·효과   월경불순, 월경통, 과다월경, 갱년기장애, 빈혈, 냉증, 동창, 기미,
              혈도증(血道症), 고혈압

●궁귀교애탕

구성약물(7)   지황, 작약, 당귀, 애엽, 감초, 천궁, 아교
효능·효과   치질에 동반된 출혈, 외상 후 내출혈, 산후출혈, 빈혈

●칠물강하탕

구성약물(7)   작약, 당귀, 황기, 지황, 천궁, 조구등, 황백
효능·효과   고혈압(상기, 어깨결림, 이명, 두중감)

IX. 기혈쌍보제(氣血雙補劑)

기허(氣虛)와 혈허(血虛)를 동시에 개선한다

●십전대보탕

구성약물(10)   황기, 계피, 지황, 작약, 천궁, 창출(백출), 당귀, 인삼, 복령, 감초
효능·효과   병후 체력저하, 피로권태, 식욕부진, 신경쇠약, 위장허약, 위하수,
              도한(盜汗), 수족냉증, 빈혈, 저혈압

●인삼양영탕

구성약물(12)   지황, 당귀, 백출, 복령, 인삼, 계피, 원지, 작약, 진피, 황기, 감초,
              오미자
효능·효과   병후 체력저하, 허약체질, 피로권태, 식욕부진, 도한(盜汗), 수족
              냉증, 빈혈

●가미귀비탕

구성약물(14)   황기, 시호, 산조인, 창출(백출), 인삼, 복령, 용안육, 원지,
              산치자, 대조, 당귀, 감초, 생강, 목향
효능·효과   빈혈, 불면, 정신불안, 신경증

X. 자음제(滋陰劑)

음허(陰虛)*로 나타나게 되는 허열(虛熱)*을 개선한다

●맥문동탕

구성약물(6)　　　맥문동, 갱미, 반하, 대조, 감초, 인삼
효능·효과　　　기침(가래가 뱉어지지 않음, 흉부질환), 기관지염, 기관지천식

●자감초탕

구성약물(9)　　　지황, 맥문동, 계피, 자감초, 대조, 인삼, 마자인, 생강, 아교
효능·효과　　　두근거림, 숨참

●청서익기탕

구성약물(9)　　　창출, 인삼, 맥문동, 황기, 진피, 당귀, 황백, 감초, 오미자
효능·효과　　　온열질환, 더위에 따른 식욕부진, 설사, 전신권태, 여름탐

●자음지보탕

구성약물(13)　　　향부자, 시호, 지골피, 작약, 지모, 진피, 당귀, 맥문동, 백출,
　　　　　　　　복령, 패모, 감초, 박하
효능·효과　　　만성기침과 가래

XI. 이기제(理氣劑)

기순환을 개선하여 기체(氣滯)를 치료한다

●반하후박탕

구성약물(5)　　　반하, 복령, 후박, 소엽, 생강
효능·효과　　　불안신경증, 신경쇠약, 공포, 신경성위염, 입덧, 구토, 기침,
　　　　　　　　쉰목소리, 신경성식도협착증, 불면, 기관지염, 위장허약,
　　　　　　　　심장천식, 부종, 신경성두통, 갱년기장애

●향소산

구성약물(5)　　　향부자, 소엽, 진피, 감초, 생강
효능·효과　　　감기, 두통, 두드러기, 신경쇠약, 갱년기장애, 월경곤란증

●이진탕

구성약물(5)　　　반하, 복령, 진피, 감초, 생강
효능·효과　　　오심, 구토

●억간산

구성약물(7)	창출(백출), 복령, 천궁, 조구등, 당귀, 시호, 감초
효능·효과	신경증, 불면, 소아야제증, 소아감증(疳症)

●억간산가진피반하

구성약물(9)	반하, 창출(백출), 복령, 천궁, 조구등, 진피, 당귀, 시호, 감초
효능·효과	신경증, 불면, 소아야제증, 소아감증(疳症), 갱년기장애, 고혈압 또는 동맥경화증에 의한 신경증상

●조등산

구성약물(11)	석고, 조구등, 진피, 맥문동, 반하, 복령, 국화, 인삼, 방풍, 감초, 생강
효능·효과	두통(만성, 고혈압)

●위령탕

구성약물(11)	후박, 창출, 택사, 저령, 진피, 백출, 복령, 계피, 생강, 대조, 감초
효능·효과	식중독, 온열질환, 복부냉증, 급성위장염, 복통

●구미빈랑탕

구성약물(11)	빈랑자, 후박, 계지, 소엽, 귤피, 감초, 대황, 생강, 목향, 오수유, 복령
효능·효과	각기, 고혈압, 동맥경화증, 두통

●여신산

구성약물(12)	향부자, 천궁, 창출, 당귀, 황금, 계피, 인삼, 빈랑자, 황련, 감초, 정자(丁子), 목향
효능·효과	산전산후의 신경증, 월경불순, 혈도증(血道症)

XII. 안신제(安神劑)

정신안정, 진정

●감맥대조탕

구성약물(3)	소맥, 대조, 감초
효능·효과	소아야제증, 소아감증(疳症), 신경증, 불면

●산조인탕

구성약물(5)	산조인, 천궁, 지모, 복령, 감초

효능·효과　　　　불면

●계지가용골모려탕

구성약물(7)　　　계피, 작약, 대조, 모려, 용골, 감초, 생강
효능·효과　　　　신경쇠약, 신경질, 성적신경쇠약, 유정(遺精), 음위(陰萎), 불면,
　　　　　　　　소아야제증, 소아야뇨증, 안구피로, 심계항진, 야경증, 탈모증

●시호가용골모려탕

구성약물(10)　　시호, 반하, 계피, 복령, 황금, 대조, 인삼, 모려, 용골, 생강
효능·효과　　　　고혈압, 동맥경화, 만성신염, 신경증, 신경쇠약, 신경성 심계항진,
　　　　　　　　두근거림, 전간(癲癇), 히스테리, 소아야제증, 음위(陰萎),
　　　　　　　　갱년기장애

XIII. 이수제(利水劑)

수독(水毒)을 개선한다

●소반하가복령탕

구성약물(3)　　　반하, 복령, 생강
효능·효과　　　　입덧, 오심,
　　　　　　　　구토(급성위장염, 습성흉막염, 수종성 각기, 부비동염)

●영계출감탕

구성약물(4)　　　복령, 계피, 창출(백출), 감초
효능·효과　　　　신경질, 신경증, 어지럼, 신경성 심계항진, 두근거림, 숨참, 두통,
　　　　　　　　충혈, 이명, 불면, 신장염, 혈압이상, 심장쇠약

●영강출감탕

구성약물(4)　　　복령, 건강, 백출, 감초
효능·효과　　　　요통, 요부냉증, 야뇨증, 좌골신경통

●마행의감탕

구성약물(4)　　　의이인, 마황, 행인, 감초
효능·효과　　　　관절통, 신경통, 근육통, 사마귀

●오령산

구성약물(5)　　　택사, 창출(백출), 저령, 복령, 계피
효능·효과　　　　부종, 신증후군, 숙취, 급성위장염, 설사, 오심, 구토, 어지럼,
　　　　　　　　두통, 두중감, 요독증, 온열질환, 당뇨병, 황달, 신장염, 방광염

●당귀작약산

구성약물(6)	당귀, 창출(백출), 택사, 복령, 천궁, 당귀
효능·효과	빈혈, 권태감, 갱년기장애(두중감, 두통, 어지럼, 어깨걸림 등), 월경불순, 월경곤란증, 난임, 두근거림, 만성신장염, 임신 중 모든 증상(부종, 습관성유산, 치질, 복통), 각기, 심장판막증, 요통, 냉증, 동창, 부종, 기미, 여드름, 탈항, 혈압이상

●월비가출탕

구성약물(6)	석고, 마황, 창출, 대조, 감초, 생강
효능·효과	신장염, 신증후군, 각기(부종), 류마티스관절염, 야뇨증, 습진, 변형성 슬관절증, 결막염, 익상편

●방기황기탕

구성약물(6)	황기, 방기, 창출(백출), 대조, 감초, 생강
효능·효과	신장염, 신증후군, 임심신(腎), 음낭수종, 비만, 관절염, 절(癤), 옹(癰), 근염, 부종, 피부병, 다한증, 월경불순, 류마티스관절염

●복령음

구성약물(6)	복령, 창출(백출), 진피, 인삼, 지실, 생강
효능·효과	위염, 위무력, 위하수, 위신경증, 위확장, 소화불량

●계지가출부탕

구성약물(7)	계피, 작약, 창출(백출), 대조, 감초, 생강, 부자(포부자)
효능·효과	관절통, 신경통, 관절염, 류마티스관절염

●영감강미신하인탕

구성약물(7)	행인, 반하, 복령, 오미자, 감초, 세신, 건강
효능·효과	기관지염, 기관지천식, 심장쇠약, 신장병

●복령음합반하후박탕

구성약물(9)	반하, 복령, 창출, 후박, 진피, 인삼, 소엽, 지실, 생강
효능·효과	불안신경증, 신경성위염, 위염, 입덧

●반하백출천마탕

구성약물(12)[14]	반하, 진피, 백출, 복령, 천마, 맥아, 황기, 택사, 인삼, 황백, 건강, 생강, (창출), (신곡)
효능·효과	어지럼, 두통, 위무력, 위장허약, 위하수, 위신경증, 저혈압

●소경활혈탕

구성약물(17)	작약, 지황, 천궁, 창출(백출), 당귀, 도인, 복령, 위령선, 강활,

	우슬, 진피, 방기, 방풍(식방풍), 용담초, 감초, 백지, 생강
효능·효과	관절통, 신경통, 요통, 근육통

XIV. 구어혈제(驅瘀血劑)

어혈(瘀血)을 개선한다

●장옹탕

구성약물(4)	의이인, 동과자, 도인, 목단피
효능·효과	자궁 및 부속기 염증, 자궁내막증, 월경불순, 월경곤란, 대하, 갱년기장애(두통, 어지럼, 상기, 어깨결림 등), 혈도증(血道症), 냉증, 복막염, 타박, 치질, 고환염, 동창, 기미

●계지복령환

구성약물(5)	계피, 작약, 도인, 복령, 목단피
효능·효과	자궁 및 부속기 염증, 자궁내막증, 월경불순, 월경곤란, 대하, 갱년기장애(두통, 어지럼, 상기, 어깨결림 등), 혈도증(血道症), 냉증, 복막염, 타박, 치질, 고환염, 동창, 기미

●도핵승기탕

구성약물(5)	도인, 계피, 대황, 감초, 망초(황산나트륨)
효능·효과	월경불순(모든 증상), 월경곤란증, 갱년기장애, 요통, 변비, 고혈압(두통, 어지럼, 어깨결림), 동맥경화, 습진, 여드름, 기미, 백대하, 좌골신경통

●치타박일방

구성약물(7)	계피, 천궁, 천골, 감초, 대황, 정자(丁子), 박속
효능·효과	타박

●통도산

구성약물(10)	지실, 대황, 당귀, 감초, 홍화, 후박, 소목, 진피, 목통, 망초(황산나트륨)
효능·효과	월경불순, 월경통, 갱년기장애, 요통, 변비, 타박, 고혈압(두통, 어지럼, 어깨결림)

참 고 문 헌

복수의 장에 나오는 문헌은 앞부분에만 기재했다.

총론 제1장

1. 中永士師明. 漢方に必要な基礎知識. 秋田県臨床内科医会誌 2009; 28: 3-7.
2. 中永士師明. 漢方治療を考慮する時, 若き当直医の悩み一腹部救急 Q&A. 救急・集中治球 2011; 23: 1405-11.
3. 中永士師明. 救急と集中治球の双方の研修で漢方を理解する. Science of Kampo Medicine 2011; 35: 324-5.
4. 中永士師明. 漢方, 直伝! 救急手技プラチナテクニック. 太田祥一編, 羊土社, 東京, 2013; 176-178 頁
5. 中永士師明. 救急医療と漢方・エビデンスに基づく急性期・入院・外来診療で使える漢方薬の定番. Burkodc Essential & Advanced Mook 第19巻, 小野孝彦編, 文光堂, 東京, 2015; 18-21 頁
6. 中永士師明. EBMによる救急・集中治療領域の漢方の使い方 改訂第2版, ライフ・サイエンス, 東京, 2015
7. 中永士師明. 救急・集中治療領域における漢方治療の位置付け. 日統合医療会誌 2016; 9:59-64.
8. 中永士師明. 実践的な東洋医学の活用. 医師による東洋医学 西洋医学・東洋医学(淡方・鍼灸)併用へのアプローチ, 子防医療臨床研究会編集部編, 子防医療臨床研究会, 東京, 2017; 1-14 頁
9. Petros C, et al. Structure and distribution of an unrecognized interstitium in human tissues. Scientific Reports 2018; 8: Article number 4947.
10. 中永士師明. 救急医学と漢方, 臨床力をアップする漢方, 加藤士郎編, 中山書店, 東京, 2019; 59-64 頁

총론 제2장

1. 中永士研明, 他. 明日から使える漢方実践服薬シリーズ、救急・集中治療領域, 漢方医薬誌 2015; 23: 4-12.
2. Nakae H, et al. Determination of b-d-glucan and endotoxin levels in Kampo extracts. Acute Med Surg 2015; 2: 77-81.
3. 中永士師明. 脳神経外科領域の急性期に応用可能な漢方薬, 脳神経外科と漢方 2016; 2:5-9.
4. Nakae H, et al. Serum aconitine concentrations after taking powdered

processed Aconiti tuber. Biomedical Res 2008; 29: 225-31.

5. 中永士師明. ブシ末単独服用による手指の皮膚温および組織血流量に及ぼす影響について. 日東医誌 2008; 59: 809-12.

6. Nakae H. Plasma serotonin and interleukin 18 levels after taking powdered processed Aconiti Tuber. J Complement Integr Med 7, Article 34, 2010.

7. 中永士師明. ブシ末単独服用による酸化度・抗酸化力の変化について 日東医誌 2010; 61:15-8.

8. Nakae H, et al. Serum concentrations of diterpenoid alkaloids after oral administration of powdered processed aconiti root. Pers Med Univers 2014; 3: 54-6.

9. 中永士師明. ブシ末単独服用による高感度 CRP 低下効果の検討. Pers Med Univers (Japanese edition) 2013; 1: 37-41.

10. 中永士師明. ブシ末単独服用による酸化度・抗酸化力の変化について 日東医誌 2010; 61:847-52.

총론 제3장

1. Omiya Y, et al. Antinociceptive effect of shakuyakukanzoto, a Kanpo medicine, in diabetic mice. J Pharmacol Sci. 2005; 99: 373-80.

2. Kaifuchi N, et al. Effects of shakuyakukanzoto and its absorbed components on twitch contractions induced by physiological Ca2+ release ir rat skeletal muscle. J Nat Mec 2015; 69: 287-95.

3. 中永士師明. 芍薬甘草湯の併用が症状の改善に有効であった破傷風の 1例, 日東医誌 2009; 60: 471-6.

4. 中永士師明, 他. 漢方治療を併用した傷風の 1例, 日職災医誌 2012; 60: 108-13.

5. Nakae H, et al. A case of tetanus treated with Kampo medicines such as Kakkonto and Shakuyakukanzoto. Acute Med Surg 2017; 4: 217-20.

6. Nakae H, et al. Localized tetanus treated with Kampo medicines. Trad Kampo Med 2018; 5: 116-9.

7. Kaido T, et al. Effect of herbal medicine daikenchuto on oral and enteral caloric intake after liver transplantation: A multicenter, randomized controlled trial. Nutrition. 2018; 54: 68-75.

8. Arai M, et al. Rikkunshito improves the symptoms in patients with functional dyspepsia, accompanied by an increase in the level of plasma ghrelin. Hepatogastroenterology. 2012; 59: 62-6.

9. Fujitsuka N, et al. Increased ghrelin signaling prolongs survival in mouse models of human aging through activation of sirtuinl. Mol Psychiatry. 2016;

21: 1613-23.

10. Yano Y, et al. Goreisan inhibits upregulation of aquaporin 4 and formation of cerebral edema in the rat model of juvenile hypoxic-ischemic encephalopathy. Evid Based Complement Alternat Med 2017; 2017: 3209219.

11. Kawai K, et al. Inchinkoto, an herbal medicine, exerts beneficial effects in the rat liver under stress with hepatic ischemia-reperfusion and subsequent hepatectomy. Ann Surg 2010; 251: 692-700.

12. Ueki T, et al. Yokukansan increases 5-HT a receptors in the prefrontal cortex and enhances 5-HT₁s receptor agonist-induced behavioral responses in socially isolated mice. Evid Based Complement Alternat Med 2015; 2015: 726471.

13. Furuya M, et al. Yokukansan promotes hippocampal neurogenesis associated with the suppression of activated microglia in Gunn rat. J Neuroinflammaiion. 2013; 10: 145.

14. 中永士師明. パニック発作と漢方 精神科 2015; 27: 175-9.

15. 中永士師明. 漢方処方による鎮痛・鎮静. 救急医学 2017; 41: 1585-90.

16. 中永士師明. しびれに対する漢方治療. Loco Cure 2018; 4: 150-4.

17. Nakae H, et al. Kampo medicines for frailty in locomotor disease. Front Nutr 2018; 5, Article 31, 26 April 2018 https://doi.org/10.3389/fnut.2018.00031

18. 飯塚徳男, 他. 医師の漢方処方に関する経験情報のデータベース化とその有用性〜四肢の冷えに対するアンケート調査報告〜, 日東医誌 2014; 65: 138-47.

19. 中永士師明, 抗酸化力からみた方製剤簡易懸濁法の比較, 国際統合医会誌 2011; 3:62-6.

20. 中永士師明, 抗酸化力からみた同種同効漢方製剤の比較, 国際統合医会誌 2011; 4: 68-72.

각론 제1장

1. 板東正造, 福富稔明. 山本敬の臨床漢方メディカルユーコン, 京都, 2010.

2. 藤平健. 合病と併病の相違について, 日本医誌 1983; 34: 109-14.

3. 中村謙介, 併病と合病と潜病, 日東医誌 2007; 58: 892-6.

4. 寺澤捷年, 胸脇苦満の発現機序に関する病態生理学的考察−胸脇苦満に横隔膜異常緊張との関連一, 日東医誌 2016; 67: 13-21.

5. 中永士師明, 他, 難治性口腔咽頭潰瘍に対して漢方治療が奏功した1. Pers Med Univers (Japanese edition) 2014; 2: 36-9.

6. 安田一郎, 他寄生虫症に有効な和漢薬の研究(第1報)−安中散に含まれるアニサキ

スI型幼虫運動抑制物質一. 和漢医薬学会誌 1988; 5: 548-9.

7. 中永士師明. 救急外来において大建中湯が奏功した三症例. 日東医誌 2008; 59: 77-81.

8. 中永士師明. 急性盲腸炎に対して漢方治療を併用した1例. 漢方研 2011; 2号 : 46-8.

9. 中永士師明. 急性虫垂炎に対して漢方治療を併用した1例. 日職災医誌 2011; 59: 45-8.

10. 中永士師明, 他. オゾン中毒による頭痛に対して釣藤散が有効であった1例. 漢方医 2008; 32: 94.

11. 中永士師明. 一酸化炭素中毒随伴症状に対して漢方処方が有効であった1例. 日除災医 誌 2007; 55: 226-8.

12. 中永士師明. パニック発作に対する漢方治療の経験. 日除災医誌 2008; 56: 165-9.

13. 中永士師明. 距骨下関節不安定症に対して漢方治療が有効であった1例. 漢方医 2007; 31: 176.

14. 中永士師明. 頸椎・腰椎捻挫に対して芍薬甘草湯, 桂枝校苓丸, 葛根湯の組み合わせが有効であった1例. 漢方医 2007; 31: 33.

15. 中永士師明. 整形外科領域の疼痛疾患に対するブシ末の有用性について. 日東医誌 2009;60: 81-5.

16. 中永士師明. 疼痛疾患に対するブシ末の有用性について. 日除災医誌 2C10; 58: 150-4.

17. 中永士師明, 他:上肢脱力症状に対して抑肝散が有効であった1例. 漢方と診療 2010; 1:183.

18. 中永士師明, 他. 頸肩腕症に対する葛根加朮附湯の有効性について. 日東医誌 2011; 62:744-9.

19. 中永士師明, 有痛性筋痙攣に対して九味檳榔湯が有用であった2例. 漢方研 2012; 12号:390-2.

20. 中永士師明, 他. 肩関節周囲炎に対する葛根加朮附湯の有用性について. Pers Med Univers (Japanese cdition) 2014; 2: 30-5.

21. Nakae H, et al. Comparison of the effects on rib fracture between the traditional Japanese medicine jidabokuippo and Nonsteroidal Anti-Inflammatory Drugs: A randomized controlled trial. Evid Based Complement Alternat Med 2012; 2012:837958.

22. Nakae H. et al. Jidabokuippo use in patients with fractures of the extremities. Pers Med Urivers 2015; 4: 66-9.

23. Nakae H, et al. Traumatic lateral abdominal wall hematoma treated with

Kampo medicines. Trad Kampo Med 2015; 2: 102-4.

24. 中永士師明, 他. 外傷に対する治打撲一方の有用性について. 漢方と最新治療 2016; 25:245-51.

25. 中永士師明. メロンゼリーによる口腔アレルギー症候群に対して香蘇散が著効した1例. 漢方医 2007; 31: 121.

26. Ogawa-Ochiai K, et al. A case of mediastinal lymphangioma successfully treated with Kampo medicine. J Altern Complement Med 2011; 17: 563-5.

27. 佐藤英章, 他. 嚢胞状リンパ管腫(リンパ管奇形)に対する越婢加朮湯の使用経験. 日小外 会誌 2016; 52: 1290-4.

28. 中水士師明. 蜂刺症に対して漢方治療が有効であった4例. Pers Med Univers (Japanese edition) 2013; 1: 53-8.

29. 中永士師明. ハチ刺症. Mediacl Practice 2014; 31: 249-51.

30. 中永士師明. マムシ咬傷に対して柴苓湯を併用した2例. 日東医誌 2013; 64: 216-21.

31. 中永士師明, 也. マムシ咬傷後に続発した上肢リンパ浮腫に対して漢方治療が有用であった1例. 日職災医誌 2013; 61: 204-7.

32. 中永士師明. 熱中症に付随した有痛性筋痙攣に対する芍薬甘草湯の治療経験. 日東医誌 2013; 64: 177-83.

33. 中永士師明. 悪阻から風邪を逃延させた症例に対して半夏厚朴湯, 補中益気湯の組み合わせが有効であった1例. Medical Kanpo 2008 春号 : 10-11.

34. 石井泰憲, 他. 尿管結石の「指圧」治療. 埼県医会誌 1998; 33: 272-5.

각론 제2장

1. 中永士師明, 他. 重症熱防に合併した MRSA 感染症に対する十全大補湯の使用経験. 日東医誌 2007; 58: 1127-31.

2. Nakae H, et al. Five patients with severe burns and refractory infections treated using the traditiona. Japanese medicine Juzentaihoto. Pers Med Univers 2013; 2: 41-4.

3. Nakae H, et al. Paralytic ileus induced by glyphosate intoxication successfully treated using Kampo medicine. Acute Med Surg 2015; 2: 214-8.

4. Nakae H, et al. Multiple organ dysfunction treated with Kampo medicines in the intensive care unit. Trad Kampo Med 2016; 3: 79-81.

5. 山國徹, 川畑伊知郎. N 陳皮はノビレチン単体の薬効を凌駕! ノビレチン高含有陳皮(N 陳皮)の抗認知症作月と薬理学的優位性. 日薬理誌 2015; 145: 229-33.

6. 神田橋條治. PTSDの治療. 臨精医 2007; 36: 417-33.

각론 제3장

1. 高山真. 他. 東日本大震災における東洋医学による医療活動. 日東医誌 2011; 62: 621-6.

2. Nakae H. Role of traditional Japanese medicines in the support of the Great East Japan earthquake-affected areas. Pers Med Univers 2012; 1: 45-8.

3. 木村容子, 他. 東日本大震災後の揺れ感に対する治療経験−半夏厚朴湯を中心に− 日東医誌 2012; 63: 37-40.

4. Numata T, et al. Treatment of posttraumatic stress disorder using the traditional Japanese herbal medicine saikokeishikankyoto: a randomized, observer-blinded, controlled trial in survivors of the great East Japan earthquake and tsunami. Evid Based Complement Alternat Med 2014; 2014: 683293.

5. 高山真. 災害被災地での漢方の活用. 新薬と臨 2017; 66: 275-87.

6. Miwa M, et al. Medical support with acupuncture and massage therapies for disaster victims. J Gen Fam Med 2018; 19: 15-9.

부록−1

1. Makino T. 3-Monoglucuronyl glycyrrhretinic acid is a possible marke: compound related to licorice-induced pscudoaldosteronism. Biol Pharm Bull 2014; 37: 89E-902.

2. Ishiuchi K, et al. 188-glycyrrhetyl-3-0)-sulfate would be a causative agent of licorice induced pseudoaldosteronism. Sci Rep 2019; 9: 1587.

3. 中永士師明, 他. 甘草による浮腫が甘草減量で軽減しブシ末で冷え症が改善した1例. 道方医 2009; 33: 434-5.

4. 中永士師明, 他. 薬物中毒検出用キットが診断に有用であつた鎮咳去痰薬中毒の1例. 日職災医誌 2014; 62: 202-5.

5. Nakae H, et al. Comparison of false-positive reactions for amphetamine analogs after maoto treatment using two urinary drug-screening kits. Trad Kampo Med2014; 1: 2-6.

6. 下平秀夫, 他. 「PMDA 医薬品副作用データベース」を利用した漢方製剤の副作用の解析. 医薬品情報 2014; 16: 16-22.

7. Shimizu S, et al. Involvement of herbal medicine as a cause of mesenteric phlebosclerosis: results from a large-scale nationwide survey. J Gastroenterol 2017; 52: 308-14.

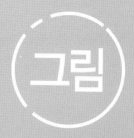

그림1. 의학계통별 약제의 차이

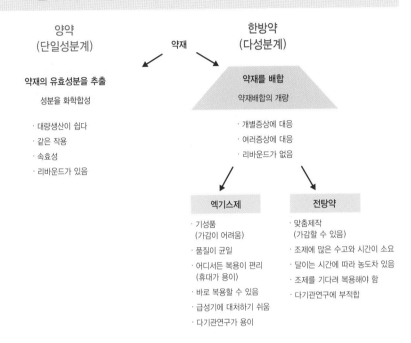

양약
(단일성분계)

약재

한방약
(다성분계)

약재의 유효성분을 추출

성분을 화학합성

· 대량생산이 쉽다
· 같은 작용
· 속효성
· 리바운드가 있음

약재를 배합

약재배합의 개량

· 개별증상에 대응
· 여러증상에 대응
· 리바운드가 없음

엑기스제

· 기성품
(가감이 어려움)
· 품질이 균일
· 어디서든 복용이 편리
(휴대가 용이)
· 바로 복용할 수 있음
· 급성기에 대처하기 쉬움
· 다기관연구가 용이

전탕약

· 맞춤제작
(가감할 수 있음)
· 조제에 많은 수고와 시간이 소요
· 달이는 시간에 따라 농도차 있음
· 조제를 기다려 복용해야 함
· 다기관연구에 부적합

그림2. 서양의학과 한방의학의 질병에 관한 관점과 치료법 차이

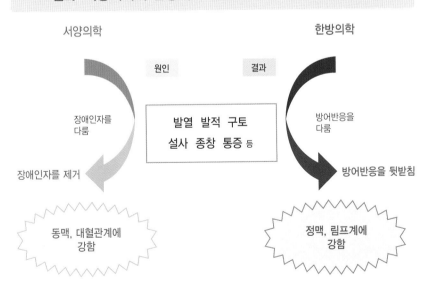

서양의학

한방의학

원인

결과

장애인자를
다룸

발열 발적 구토
설사 종창 통증 등

방어반응을
다룸

장애인자를 제거

방어반응을 뒷받침

동맥, 대혈관계에
강함

정맥, 림프계에
강함

그림3. 염증에 관한 접근법 차이

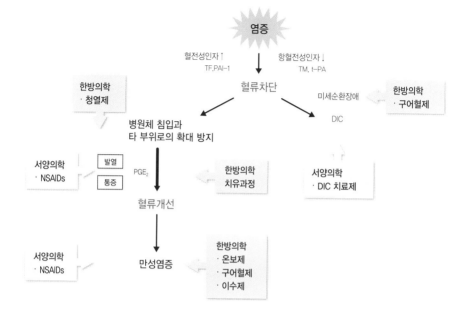

염증이 생기면 병원체 침입과 확대를 막기 위해 혈전성인자는 증가하고 항혈전성인자는 감소한다. 응고가 과잉발생하면 DIC가 된다. 한방의학에서는 이것을 어혈로 생각하여 구어혈제를 투여한다. 적절한 혈전형성을 통해 감염확대를 막게 되면, 그 다음으로 혈류개선을 위해 혈관확장인자와 환부를 안정적으로 유지하기 위해 프로스타글란딘 같은 화학전달물질이 생산된다. 이때 발열 통증이 나타나는데, 한방의학에서는 이것을 치유 과정으로 보아, 시기별로 혈류를 촉진하기 위한 치료를 시행한다.

그림 131

그림4. 국소 염증반응과 여기에 작용하는 약재, 한방약

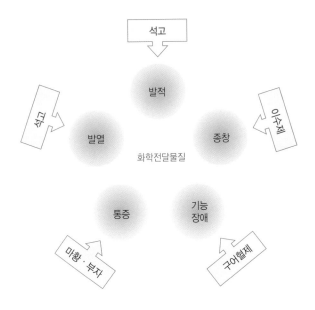

그림5. 질병에 대한 서양의학과 한방의학의 대처법 차이

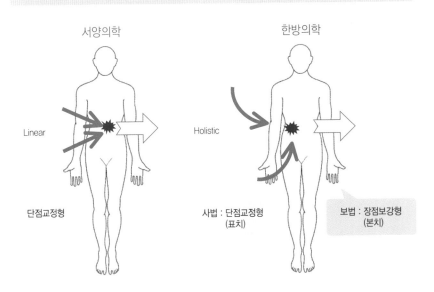

그림6. 통증시기에 따라 한방약을 선택한다

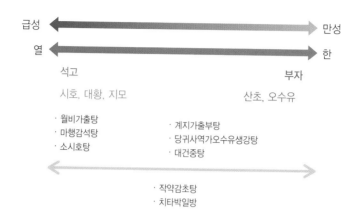

그림7. 육병위(六病位) 한방치료

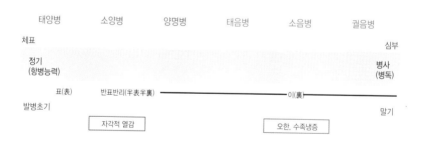

증 (證)*	병기	부위	증상	치료원칙	한방약
陽	太陽	표(表)	두통, 오한, 발열, 항강(項强)	발한(發汗)	마황탕, 갈근탕, 계지탕
	少陽	표리 중간	흉협고만, 왕래한열, 구역	화해(和解) 청해(淸解)	시호제(대시호탕, 소시호탕, 시호계지탕, 시호계지건강탕) 반하사심탕
	陽明	이(裏)	지속열, 복만, 변비, 발한	사하(瀉下)	승기탕류(대승기탕 등), 백호탕류(청해)
陰	太陰	이(裏)	발열없음, 설사, 복통	온산(溫散)	계지가작약탕, 인삼탕
	少陰	이(裏)	수양성설사, 사지궐냉, 오한	온산(溫散)	진무탕, 마황부자세신탕, 부자탕
	厥陰	이(裏)	완곡하리(完穀下痢)*, 청색증	부정(不定)	당귀사역가오수유생강탕, 사역탕, 복령사역탕, 통맥사역탕

그림 133

그림8. 한방약 복용법

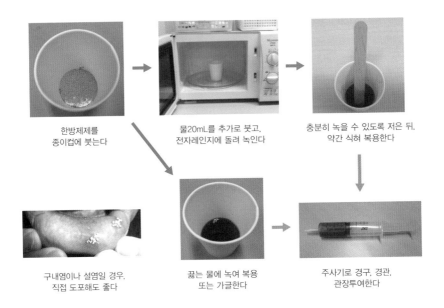

한방제제를
종이컵에 붓는다

물20mL를 추가로 붓고,
전자레인지에 돌려 녹인다

충분히 녹을 수 있도록 저은 뒤,
약간 식혀 복용한다

구내염이나 설염일 경우,
직접 도포해도 좋다

끓는 물에 녹여 복용
또는 가글한다

주사기로 경구, 경관,
관장투여한다

그림9. 한방약 식전투여와 식후투여의 장단점

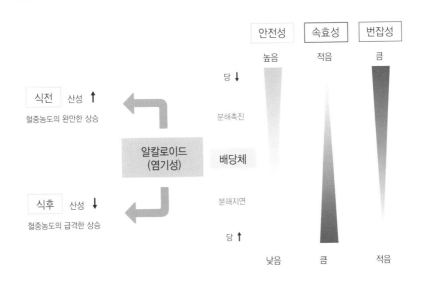

안전성　　속효성　　번잡성

높음　　적음　　큼

식전　산성 ↑
혈중농도의 완만한 상승

당 ↓

분해촉진

알칼로이드
(염기성)

배당체

식후　산성 ↓
혈중농도의 급격한 상승

분해지연

당 ↑

낮음　　큼　　적음

그림10. 작약감초탕 작용기전

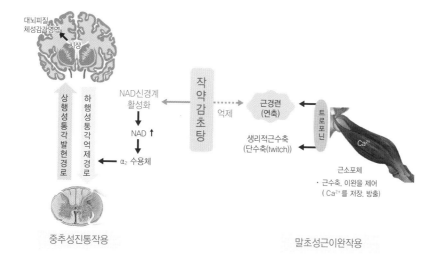

대뇌피질
체성감각영역

시상

상행성통각발현경로

하행성통각억제경로

NAD신경계
활성화

NAD ↑

α₂ 수용체

작약감초탕

억제

근경련
(연축)

생리적근수축
(단수축(twitch))

트로포닌

Ca²⁺

근소포체
· 근수축, 이완을 제어
(Ca²⁺를 저장. 방출)

중추성진통작용

말초성근이완작용

근이완작용은 횡문근, 평활근 모두에 작용하나, 단수축(twitch)에는 작용하지 않는다.
NAD: 노르아드레날린

그림 135

그림11. 대건중탕 작용기전

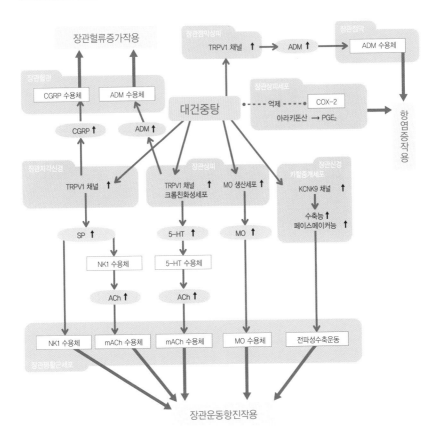

ACh: acetylcholine、ADM：adrenomedullin、CGRP：calcitonin gene-related peptide、COX: cyclooxygenase、KCNK: potassium channel subfamily K member、mACh: muscarinic acetylcholin、MO: motilin、NK: neurokin、SP: substance P、TRPV：transient receptor potential vanilloid、5-HT: serotonin

그림12. 육군자탕 작용기전

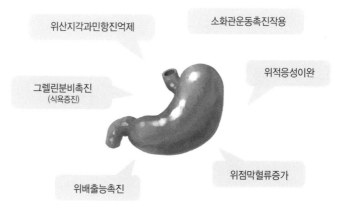

그림13. 아쿠아포린을 통한 오령산 작용기전

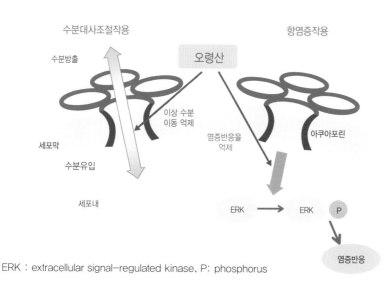

ERK : extracellular signal-regulated kinase、P: phosphorus

그림 137

그림14. 인진호탕 작용기전

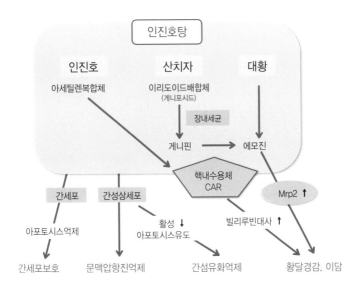

CAR: constitutive androstane receptor、Mrp: multidrug resistance—associated protein

그림15. 한방약의 항산화력

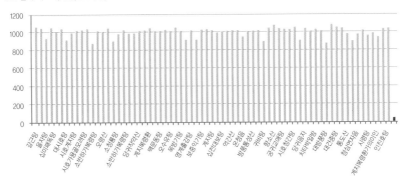

대부분의 한방제제는 900-1,000 μmol/ml HClO의 항산화력을 보인다.
우측 끝 적색은 대조군인 아쿠아수로 44μmol/ml HClO 밖에 나오지 않았다.

그림16. 음양, 표리, 육병위와 치료원칙

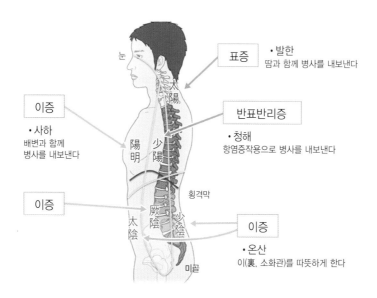

표증
• 발한
땀과 함께 병사를 내보낸다

이증
• 사하
배변과 함께
병사를 내보낸다

반표반리증
• 청해
항염증작용으로 병사를 내보낸다

이증

이증
• 온산
이(裏, 소화관)를 따뜻하게 한다

신체를 측면에서 관찰하면 병사는 등쪽에서 신체 중심부를 향해 진행해간다.
태양병→소양병→양명병→태음병→소음병→궐음병

그림 139

그림17. 육병위를 활용한
급성상기도염, 독감 한방치료

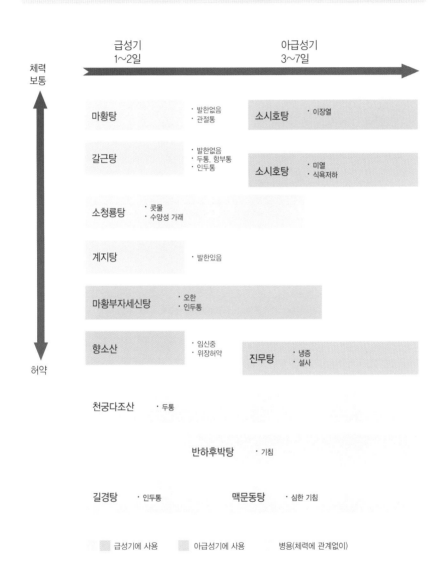

그림18. 복력(腹力)을 기준으로 한 시호제 감별법

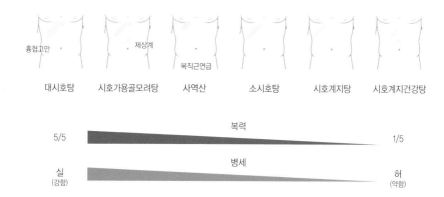

| 대시호탕 | 시호가용골모려탕 | 사역산 | 소시호탕 | 시호계지탕 | 시호계지건강탕 |

흉협고만   제상계   복직근연급

복력
5/5   1/5

병세
실   허
(강함)   (약함)

시호와 황금이 들어있는 한방약을 시호제라고 한다. 사역산에는 황금이 들어있지 않지만, 중시호탕이라고 할만한 위치에 있기 때문에 여기에 실었다. 흉협고만은 좌우 어디에든 생길 수 있다. (예: 담낭염에서는 우측, 급성췌장염에서는 좌측 위주로 나타난다.)

그림19. 기혈수(氣血水)의 개념

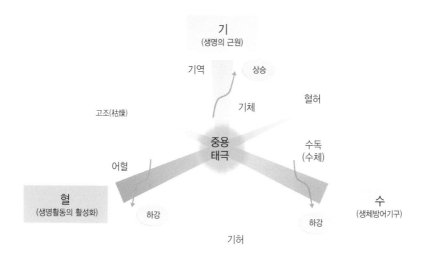

기
(생명의 근원)

기역   상승

고조(枯燥)   기체   혈허

중용   수독
태극   (수체)

어혈

혈   수
(생명활동의 활성화)   하강   하강   (생체방어기구)

기허

동적균형이 무너지면 기는 상승, 혈과 수는 하강한다.

그림   141

그림20. 공황발작에 자주 쓰이는 한방약

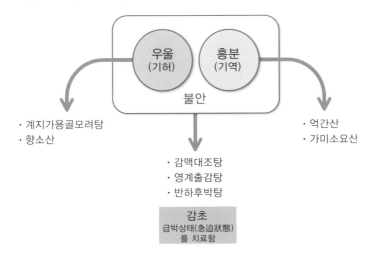

- 계지가용골모려탕
- 향소산

우울
(기허)

흥분
(기역)

불안

- 감맥대조탕
- 영계출감탕
- 반하후박탕

감초
급박상태(急迫狀態)
를 치료함

- 억간산
- 가미소요산

그림21. 순환(흐름)을 개선한다는 것은?

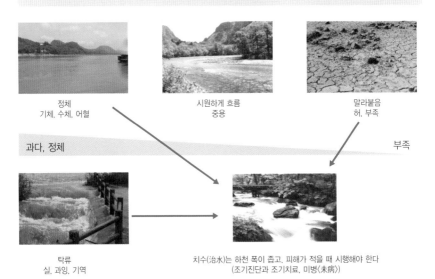

정체
기체, 수체, 어혈

시원하게 흐름
중용

말라붙음
허, 부족

과다, 정체

부족

탁류
실, 과잉, 기역

치수(治水)는 하천 폭이 좁고, 피해가 적을 때 시행해야 한다
(조기진단과 조기치료, 미병(未病))

하천의 흐름에 비유해보자. 시원하게 흐르는 것(중용)은 항상 적당한 흐름이 있는 상태이다. 물이 지나치게 적어지면 말라붙게(허, 양기부족, 음액부족: 기허, 혈허, 오장에 영향) 된다. 흐름이 느려져 막히면 물이 썩는다 (기체, 수체, 어혈). 지나치게 격렬히 흐르면 (실, 양기과잉, 음액과잉: 기역, 오장에 영향) 홍수가 난다. 치수(치료)는 하류(만성기) 보다 상류(급성, 조기)에 하는 것이 더 효율이 높고 쉽다.

그림22. 합병(合病)과 병병(併病)의 차이

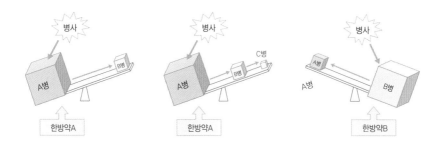

A. 합병의 패턴(직렬형)

A병의 비중이 B병에 비해 압도적으로 큰 경우와 A병의 비중이 B병+C병에 비해 압도적으로 큰 경우에는 A병에 대처할 수 있는 한방약 1가지로 해결할 수 있다. 또한, B병의 비중이 A병 보다 압도적으로 큰 경우에는 B병에 대처하는 한방약 1가지로 해결이 가능하다. 이러한 병태를 합병이라 부른다.

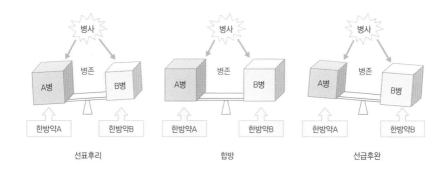

B. 병병의 패턴(병렬형)

A병과 B병의 비중차가 작은 경우, A병에 대처할 수 있는 한방약으로 일단 대응하고, 이어서 B병에 대처할 수 있는 한방약을 사용한다(선표후리〈先表後裏〉). A병과 B병의 비중이 거의 동등한 경우, A병에 대처할 수 있는 한방약과 B병에 대처할 수 있는 한방약을 동시에 사용한다(합방). 또한, B병의 비중이 A병에 비해 조금 큰 경우에는 우선 B병에 대처할 수 있는 한방약을 사용하고, 다음으로 A병에 대처할 수 있는 한방약을 사용한다(선급후완〈先急後緩〉). 이러한 병태를 병병이라 한다.

그림 143

그림23. 객담의 성상과 한방치료

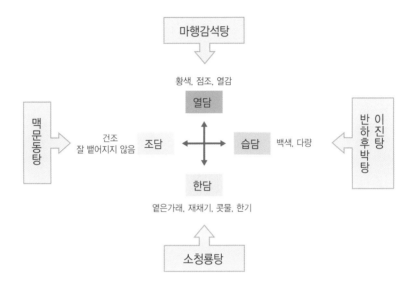

마행감석탕

황색, 점조, 열감

열담

건조
잘 뱉어지지 않음 조담 ←→ 습담 백색, 다량

맥문동탕

이진탕
반하후박탕

한담

옅은가래, 재채기, 콧물, 한기

소청룡탕

그림24. 딸꾹질에 자주 사용하는 경혈*

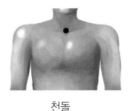

천돌

흉골상절흔을 아래방향으로 지압한다

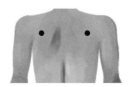

테라사와 포인트

양측 테라사와 포인트에 침(10분),
주사침, 지압 등을 시행한다

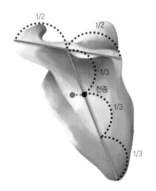

1/2   1/2

1/3

천종

1/3

1/3

테라사와 포인트의 위치

천종(天宗)에서 외측 3cm에 위치

그림25. 황련해독탕과 관련된 청열작용이 있는 한방약

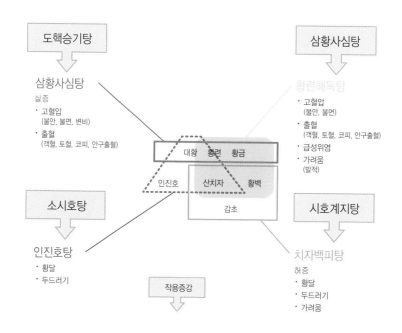

그림26. 영계출감탕증에 특징적으로 나타나는 복부소견

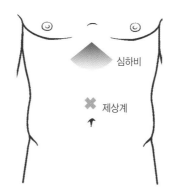

심하비란, 명치부가 꽉 막힌 것 같은 자각증상이 있는 것.
제상계란, 배꼽 위쪽에 대동맥 박동이 만져지는 것으로 기역과 수체(수독)의 징후에 해당한다.

그림 145

그림27. 복통에 쓸 수 있는 한방약

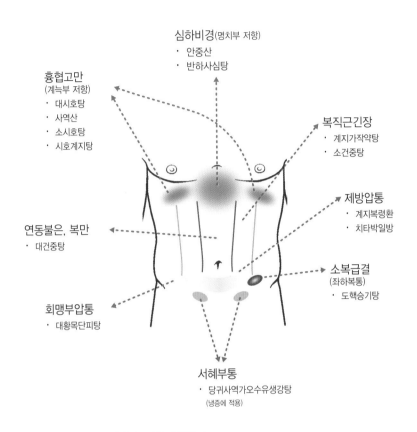

심하비경(명치부 저항)
· 안중산
· 반하사심탕

흉협고만
(계늑부 저항)
· 대시호탕
· 사역산
· 소시호탕
· 시호계지탕

복직근긴장
· 계지가작약탕
· 소건중탕

제방압통
· 계지복령환
· 치타박일방

연동불은, 복만
· 대건중탕

소복급결
(좌하복통)
· 도핵승기탕

회맹부압통
· 대황목단피탕

서혜부통
· 당귀사역가오수유생강탕
(냉증에 적용)

복통발작이 있을 때마다 작약감초탕을 병용한다

그림28. 공황발작(과호흡증후군) 발생기전과 한방치료

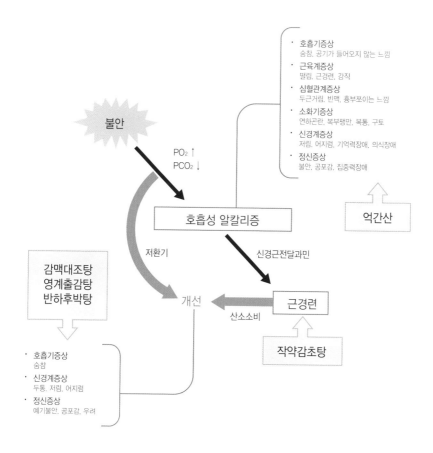

그림 147

그림29. 관절통, 근육통에 쓸 수 있는 한방약

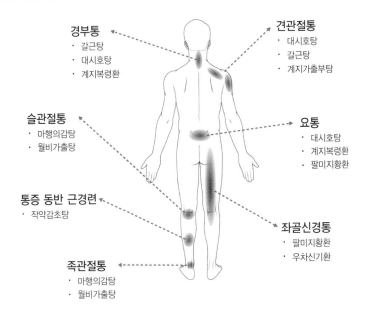

경부통
- 갈근탕
- 대시호탕
- 계지복령환

견관절통
- 대시호탕
- 갈근탕
- 계지가출부탕

슬관절통
- 마행의감탕
- 월비가출탕

요통
- 대시호탕
- 계지복령환
- 팔미지황환

통증 동반 근경련
- 작약감초탕

좌골신경통
- 팔미지황환
- 우차신기환

족관절통
- 마행의감탕
- 월비가출탕

통증이 있을 때마다 작약감초탕을 병용한다. 증상이 심하면, 구어혈제(계지복령환, 치타박일방, 통도산)를 병용한다. 발생 후 진료 시까지 1주 이상 경과한 경우에는 소경활혈탕이나 억간산을 병용한다.

그림30. 습진삼각과 한방치료

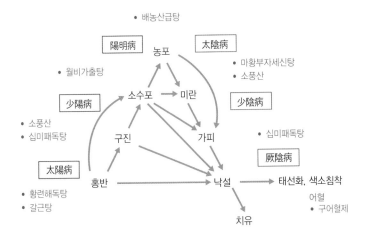

- 배농산급탕

陽明病　농포　**太陰病**
- 마황부자세신탕
- 소풍산

- 월비가출탕

少陽病　소수포 → 미란　**少陰病**
- 소풍산
- 십미패독탕

구진　가피　
- 십미패독탕

厥陰病

太陽病　홍반　낙설 → 태선화, 색소침착
- 황련해독탕
- 갈근탕

어혈
- 구어혈제

치유

그림31. 부종에 쓸 수 있는 이수제와 응용할 수 있는 한방약

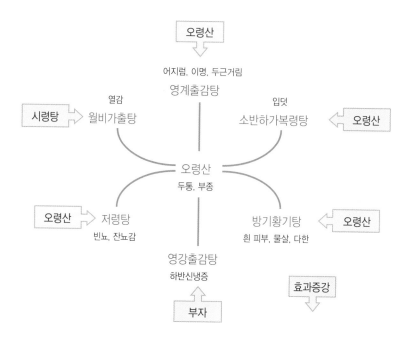

오령산

어지럼, 이명, 두근거림
영계출감탕

열감   입덧
시령탕 ⇒ 월비가출탕   소반하가복령탕 ⇐ 오령산

오령산
두통, 부종

오령산 ⇒ 저령탕   방기황기탕 ⇐ 오령산
빈뇨, 잔뇨감   흰 피부, 물살, 다한

영강출감탕
하반신냉증

부자

효과증강

그림32. 동상의 종류와 쓸 수 있는 한방약

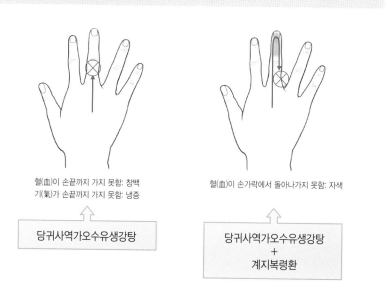

혈(血)이 손끝까지 가지 못함: 창백
기(氣)가 손끝까지 가지 못함: 냉증

당귀사역가오수유생강탕

혈(血)이 손가락에서 돌아나가지 못함: 자색

당귀사역가오수유생강탕
+
계지복령환

그림 149

그림33. 동상은 어혈+혈허+수독의 상태

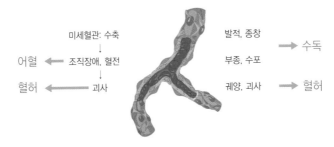

분류	중증도	손상 부위	증상	한방의학적 병태	치료	한방처방
잠재성	I	표피	발적, 종창	어혈>수독	보존치료	당귀사역가오수유생강탕+치타박일방
	II	진피	부종, 수포	어혈<수독		당귀사역가오수유생강탕+오령산
심재성	III	피하조직	괴사, 궤양	어혈>혈허	괴사조직제거 절단	당귀사역가오수유생강탕+배농산급탕
	IV	골, 연골	골, 연골괴사	어혈>혈허	피부이식, 골이식	당귀사역가오수유생강탕+십전대보탕

그림34. 사물탕 관련 처방

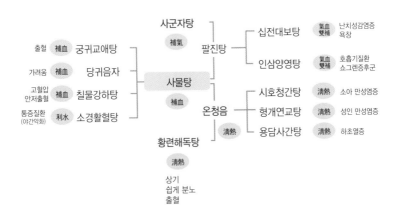

그림35. 요관결석에 유효한 경혈

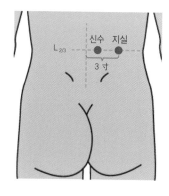

지실은 제2요추극돌기 바로 밑에 위치한 명문 (命門)에서 외측 3촌(4횡지)에 있으며 신수혈과 동일한 높이에 있다. 허리가 가장 잘록하게 들어간 곳이며, 팔꿈치 높이와 비슷한 높이이다.

환측 지실에 시술하는 것만으로 극심한 통증이 경감되나, 지압으로 할 경우에는 최소 5분 이상해야 한다. 둔통은 남게 되는 경우가 많으므로 원피침을 유치해두든지, 한방약 복용을 통해 완치를 시도해야 한다.

그림36. 오장(五臟)으로 본 안과질환과 사용할 수 있는 한방약

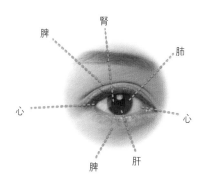

오장	눈 증상	한방약
肝	홍채염	시호계지탕 조등산 억간산
心	불면 충혈	가미귀비탕
脾	다크써클	육군자탕 보중익기탕
肺	결막염	월비가출탕
腎	백내장	팔미지황환 우차신기환

五行*	五臟	五腑	五體	五官	생리기능
木	肝	膽	筋	眼	자율신경, 근긴장, 혈액순환, 면역기능
火	心	小腸	血脈	舌	의식, 대순환, 수면
土	脾	胃	肌肉	口	소화기, 영양, 면역기능
金	肺	大腸	皮毛	鼻	호흡, 피부
水	腎	膀胱	骨	耳	성장, 발육, 생식, 체액유지, 골격

그림   151

그림37. Post-Intensive Care Syndrome(PICS)의 요인과 한방치료

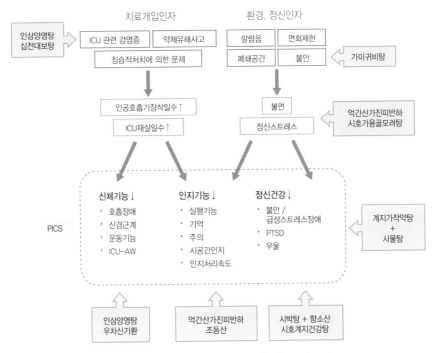

ICU-AW: ICU acquired weakness, PTSD: post traumatic stress disorder

그림38. 노쇠(Frailty)와 한방치료

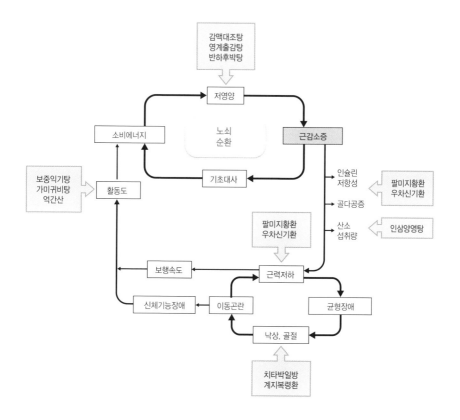

그림 153

그림39. 패혈증과 한방치료

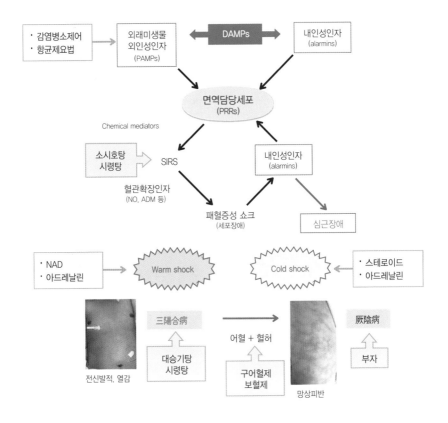

PAMPs: pathogen-associated molecular patterns, PRRs: pattern recognition receptors, SIRS: systemic inflammatory response syndrome, DAMPs: damage-associated molecular patterns, NO: nitric oxide, NAD: noradrenaline

그림40. 패혈증과 병위(病位)의 관계

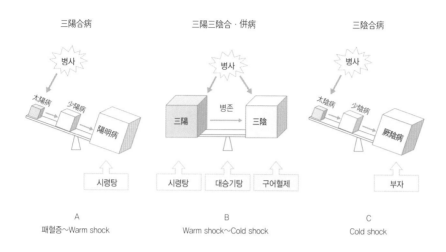

三陽合病

三陽三陰合·併病

三陰合病

A
패혈증~Warm shock

B
Warm shock~Cold shock

C
Cold shock

A. 패혈증에서 Warm shock까지는 삼양합병(三陽合病, 직렬형)으로 소시호탕이나 시령탕을 사용한다.

B. Warm shock에서 Cold shock 이행기는 삼양(三陽)과 삼음(三陰)이 혼재된 상태로, 합병과 병병(직병렬형)이며, 시령탕 대승기탕 구어혈제 등을 병용해야 한다.

C. Cold shock는 삼음합병(三陰合病, 직렬형)으로 부자제를 사용한다.

그림41. 재난 시에는 의료수요와 의료자원(공급) 간 불균형이 생긴다

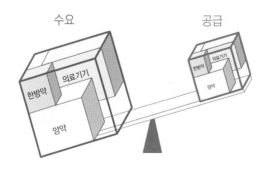

의료기기나 양약뿐 아니라 한방약도 부족하다.

그림 155

그림42. 재난 시 한방치료 개입의 포인트

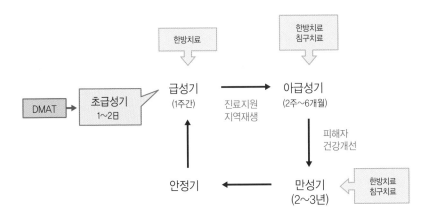

그림43. 재해 시에도 역할을 하는 설진

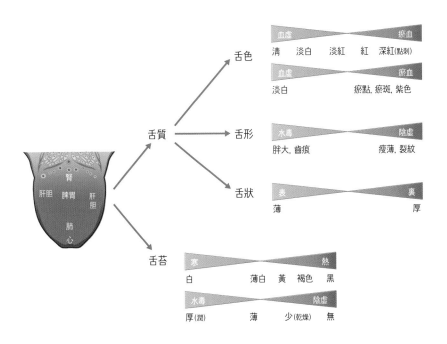

그림44. 피해자 심리의 시간적 경과와 한방치료

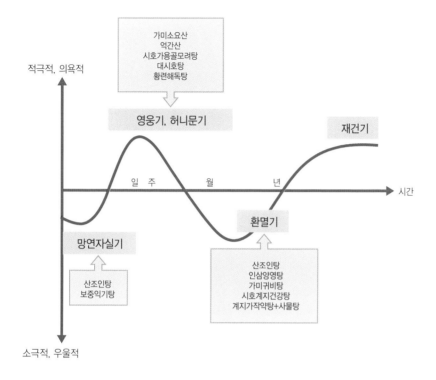

그림 157

한 방 용 어 해 설

한방용어는 다의적인 것(음양〈陰陽〉, 허실〈虛實〉, 증〈證〉 등), 해부학적으로 다른 것(오장육부〈五臟六腑〉, 기혈수〈氣血水〉 등)이 있어, 서양의학적 시점에서는 혼란스러운 부분도 있다. 그래서 이해를 돕기 위해 영문도 병기하였다. (가나다 순)

【가】

강경(剛痙) tonic convulsion, generalized spastic disease
경병(痙病) 중에서 무한(無汗), 오한(惡寒)하며, 극심한 경련을 일으키는 병상(病狀). 전신형 파상풍에 해당한다. 표증(表證)에는 갈근탕, 이증(裏證)에는 대승기탕을 쓴다.

거사(祛邪) eliminating pathogen
병사(病邪)를 내쫓는다. 실증(實證)에 대한 치료법.

건구(乾嘔) dry retching
헛구역. 토사물이 없는 구토.

경락(經絡) meridian
기(氣) 혈(血)의 통로. 경(經)은 경맥(經脈)을, 낙(絡)은 낙맥(絡脈)을 말하며, 경맥은 종맥(縱脈), 낙맥은 횡맥(橫脈)이다.

경병(痙病) convulsion, spastic disease, febrile disease with symptoms such as convulsion, opisthotonos, trismus, etc.
근경련을 일으키는 질환의 통칭. 「치(痓)」라는 글자로 적어둔 서적들도 있다.

경혈(經穴) acupuncture point, meridian point
경락 상에서 확인되는 반응점. WHO에서 361개혈로 정해두었다.

고조(枯燥) dry skin
피부가 광택을 잃고 까슬까슬한 상태이다.

구갈(口渴) thirst
목이 말라 수분을 마시고 싶다.

구건(口乾) dry mouth
입 속이 건조하나, 수분을 그다지 마시고 싶지 않은 상태.

구고(口苦) bitterness in the mouth
입 속이 쓰게 느껴진다. 간담실열(肝膽實熱)에서 많이 나타난다. 시호제의 적응증이 된다. 설사가 있을 때는 반하사심탕, 쉽게 화를 낼 때는 황련해독탕도 감별처방이 된다.

구어혈(驅瘀血) removing blood stagnation
어혈(瘀血)을 치료하는 것. 계지복령환, 통도산, 도핵승기탕, 치타박일방 등의 효능에 해당한다.

궐음병(厥陰病) jueyin disease, late yin stage pattern
육병위(六病位, 삼음삼양〈三陰三陽〉) 중 하나. 소음병을 지나 등장하는 최후 병기. 궐음병은 생명력이 꺼져가려는 상태로, 손발 끝에서 심장부에 이르는 냉증이 나타난다. 의식수준 저하나 체온조절장애 등이 나타난다.

급박(急迫) acute distress

증상이 격렬하여 괴로워하는 절박한 상황이다.

기역(氣逆) qi counterflow, qi rising

기(氣)는 두부에서 하지 또는 중심에서 말초로 향한다. 그 기의 흐름이 위로 역류한 상태. 상열하한(上熱下寒), 발작성 두통, 두근거림 발작, 초조감 등을 일으킨다.

기체(氣滯) qi stagnation(depression of qi)

기 순환이 막힘(체〈滯〉). 인후의 막힌 느낌, 우울, 복부팽만 등을 일으킨다. 기울(氣鬱)과 같은 의미.

기허(氣虛) qi deficiency

기의 절대량이 부족한 상태. 피로권태감, 식욕부진, 니상변, 숨참 등을 일으킨다. 육군자탕, 보중익기탕 같은 보기제의 적응증이다.

기혈수(氣血水) qi, blood, and fluid

생체 항상성은 '기(氣) 혈(血) 수(水)', 이 세 가지 요소가 체내를 순환함으로써 유지된다는 한방의학의 개념. 기란, 생명활동을 영위하는 근원적 에너지이며, 정신활동을 포함한 기능적 활동을 총괄하는 요소. 혈과 수는 생체의 물질적 측면을 지지하는 요소. 혈은 생체를 순환하는 적색 액체이며, 수는 생체를 자윤하며 영양공급하는 무색 액체이다.

【다】

담음(痰飮) retention phlegm and fluid

수분대사이상에 의해 나오게 되는 삼출액. 점조한 것을 담(痰), 희박(稀薄)한 것을 음(飮)이라 부른다. 비위(脾胃)에서 생겨 폐(肺)에 쉽게 저류된다. 위내정수(胃內停水)를 가리키는 경우도 있다. 수음(水飮), 수독(水毒)과 동일한 의미.

대역상기(大逆上氣) qi upward counterflow, gasping cough

기역(氣逆)이 극심한 상태. 기(氣)가 크게 역상하여 인후가 막힌 것 같이 고통스러운 상태가 된다. 맥문동탕의 적응증이다.

도한(盜汗) night sweating

침한(寢汗). 자는 사이에 나고 눈을 뜨면 멈추는 땀. 음허(陰虛)에서 나타난다.

두모(頭冒) heavy-headed

머리에 뭔가를 얹어둔 것 같은 무거운 느낌. 긴장형 두통은 정신적 스트레스와 근육성 스트레스가 원인이며, 두중감을 호소한다.

【마】

매핵기(梅核氣) foreign body sensation in the throat

인후의 막힌 느낌(매실 씨앗이 인후에 걸린 것 같은 느낌). 인중자련(咽中炙臠)과 같은 의미. 히스테리구, 인후두감각이상증. 흉체(胸滯, 흉부에 기〈氣〉가 체〈滯〉함)의 특징적인 증상. 이기제인 반하후박탕의 적응증이 된다.

【바】

반표반리(半表半裏) intermediate location

표(表)란 체표부임, 이(裏)란 신체 내부의 장기, 소화기를 가리킨다. 표와 리의 중간을 반표반리라 하며, 흉격(胸膈)과 간장(肝臟) 같은 횡격막 주변 영역(호흡기~상부소화기)을 가리킨다. 반표반리도 기본적으로는 이에 속한다. 소양병기(少陽病期)에 해당하며, 시호제의 적응증이 된다.

번경(煩驚) chest distress and startle

신경과민으로 잘 놀라는 상태. 번(煩)은 심번(心煩)이며, 경(驚)은 겁경(怯驚) (겁에 질려 심하게 놀라는 모습). 번경이 있을 때는 심하(心下) 또는 제부(臍部)에 동계(動悸)도 항진되어 있는 경우가 많다.

번열(煩熱) heat with agitation

번거롭게 느껴지는 신체의 열감. 손발을 비비는 모습을 보이는 경우도 많다.

병병(併病) overlap disease

1개 질환(병사〈病邪〉)이 복수의 병위에 증(證)을 만들어 낸 것(병렬형). 2가지 질병이 동시에 발생한 것은 아니다.

보법(補法) reinforcing treatment

정기부족(正氣不足)을 보하는 치료법. 보기(補氣), 보혈(補血), 보양(補陽), 보음(補陰) 등이 있다.

보양(補陽) invigorating yang

양허(陽虛) 치료법.

보혈(補血) enriching blood

혈허(血虛) 치료법. 사물탕을 기본으로 사용한다.

복만(腹滿) abdominal distension

복부 전체가 부풀어 오른 것.

복중뇌명(腹中雷鳴) borborigmus

뱃속이 부글부글 울리는 것. 복명(腹鳴)과 같은 의미. 반하사심탕 적응증이다.

본치(本治) radical treatment, curative therapy

치유, 근치(根治)를 목적으로 한 원인요법. 장점보강법.

부정(扶正) strengthening body resistance

부족(不足)을 보충한다. 허증(虛證)에 대한 치료법.

부정거사(扶正祛邪) strengthening body resistance and eliminating pathogen

부정(扶正)과 거사(祛邪)를 동시에 한다. 공보겸시(攻補兼施)와 같은 의미.

분돈병(奔豚病) severe qi counterflow

분돈(奔豚)이란 동적인 기상충(氣上衝). 움직임이 있는 상기상태. 하복부에서 묘한 감각이 일어나 정수리까지 올라오며, 상기되어 기분이 나쁘든지, 솟아 오른 것이 가슴에서 멈춰 불쾌감이 들게 되어 미칠 것 같은 상태. 공황발작에 해당한다.

【사】

사기(邪氣) pathogen

발병에 관여하는 다양한 요인을 인식하기 위한 개념. 병독(病毒). 사(邪), 병사(病邪)와 같은 의미. ⇔ 정기(正氣)

사법(瀉法) reducing treatment

체내 사기를 체외로 내쫓는 치료법. 서양의학적 치료 활용은 사법에 해당한다.

사하(瀉下) purgation

배변을 촉진하는 방법. 사하제는 대황을 함유한 한방약이다.

삼양합병(三陽合病) combination of three yang

1가지 병사(病邪)가 태양병, 소양병, 양명병 3가지 양병(陽病)에 있는 상태. 『상한론(傷寒論)』의 태양병중편(太陽病中篇)에 「傷寒四五日, 身熱, 惡風, 頸項强脇下滿, 手足溫而渴者, 小柴胡湯主之」라 되어 있다. 「惡風, 頸項强」은 태양병, 「脇下滿」은 소양병, 「身熱, 口渴」은 양명병의 증상에 해당한다.

상충(上衝) qi counterflow

기(氣)가 위쪽으로 치고 올라와 불쾌한 것. 상열감과 분돈(奔豚)에 해당한다.

상한(傷寒) severe febrile disease, cold damage

한사(寒邪)를 감수(感受)하여 발병한 급성 발열성질환을 가리킨다. 특히 중증(고열, 오한, 전신근육통 등)을 상한, 경증(자한〈自汗〉, 맥완〈脈緩〉)을 중풍(中風)으로 분류한다. 상한의 의미는 수당(隋唐) 이전의 병태에 해당하는 「상한」 열병론과 송 이후 논의된 병인에 해당하는 한증론으로 크게 나누어지며, 이렇게 시대에 따라 의미에 다소 차이가 있다.

선급후완(先急後緩) treating acute symptoms before treating chronic ones

급한 처치가 필요한 증상을 먼저 치료하고, 만성적인 증상을 뒤에 치료한다.

선외후내(先外後內) treating outer symptoms before treating inner ones

외(外)와 내(內) 중에서는 외를 먼저 치료한다. 선표후리(先表後裏)와 비슷한데, 소양병 만의 병병(併病)일 경우에는 그 자체가 반표반리이므로 표리(表裏)라는 용어로는 혼란이 생길 수 있다.

선표후리(先表後裏) treating superficial symptoms before treating interior ones

표증(表證)과 이증(裏證) 병존 시에는 표증을 먼저 치료한다.

설사(泄瀉) chronic diarrhea

음(陰) 설사(이한증〈裏寒證〉). 수양변을 여러차례 배설한다. 만성적 경과를 보이는 비염증성 설사. 냉증이나 노화를 동반한다. 진무탕이나 인삼탕이 제1선택약이다. ⇔ 이질(痢疾)

설씨십육종(薛氏十六種)

명대 명의 설기(薛己, 1487~1559)가 저술 또는 교정한 의학총서를 설기 사망 후 정리한 것. 용담사간탕이 소개되어 있다.

소양병(少陽病) shao yang disease, middle yang stage pattern

육병위(六病位, 삼음삼양〈三陰三陽〉) 중 하나. 양기가 적어지고, 병위가 표에서 이로 넘어가는 상태로 반표반리(半表半裏)의 병기. 구고(口苦), 목의 건조, 어지럼, 흉협고만(胸脇苦滿), 왕래한열(往來寒熱) 등의 증상이 나타난다. 소시호탕 같은 시호제의 적응증.

소음병(少陰病) shao yin disease, middle yin stage pattern
육병위(六病位, 삼음삼양〈三陰三陽〉) 중 하나. 소음병은 생명력은 약해져 열은 나지 않고, 쭉 누워있고 싶어지는 상태이다. 신(腎), 방광(膀胱)계에 냉증이 있다.

수역(水逆) water regurgitation
구토의 일종으로, 입이 마르고, 소변량이 감소하며, 물을 마셔도 바로 토한다. 오령산 적응증.

수체(水滯) water maldistribution
체액이 편재된 상태. 체내 분포이상, 수분의 체외 소실, 소실에 따른 수분량의 부족을 모두 수분 편재로 본다. 자각증상으로 신체침중감이나 박동성두통, 두중감, 어지럼, 기립현훈, 멀미, 수양성 콧물, 타액분비과다, 포말상객담, 오심을 동반한 구토, 조조강직, 부종, 소변량이상 등이 나타난다. 타각소견으로 부종, 설종대(舌腫大), 심하진수음(心下振水音), 장연동항진 등이 나타난다. 수독(水毒)과 같은 의미.

수장번열(手掌煩熱) heat with agitation in palms
손바닥이 뜨거워지는 것. 음허(陰虛)에서 나타난다. 온경탕의 적응증이 된다.

시호제(柴胡劑) Bupleurum root drug
한약재 시호를 주요 약재로 하는 처방. 고전적으로는 시호와 황금이 함유된 한방약. 열성질환이 소양병기(少陽病期)가 되면, 흉부 흉협부 명치부에 걸쳐진 반표반리(半表半裏) 부분에 염증이 생긴다. 시호제는 이 시기에 사용한다.

식적(食積) over-eating and drinking, food retention
과식, 과음. 오적산은 한적(寒積), 기적(氣積), 식적(食積), 담적(痰積), 혈적(血積)을 개선시킨다.

신허(腎虛) kidney deficiency
한방의학의 신(腎)은 신장이라는 의미가 아니고, 내장기능 중 내분비계, 비뇨생식기계, 면역계, 중추신경계의 일부 기능에 해당한다. 신기(腎氣)가 부족한 상태를 신허(腎虛)라고 한다. 노화에 따른 변화(신기〈腎氣〉가 쇠해진 상태)를 의미한다. 요통, 야간뇨, 성욕감퇴, 부종, 사지저림 등이 나타나며, 팔미지황환 등 보신제(補腎劑)의 적응증이 된다. 급성기에도 골다공증에 동반된 골절일 경우에 팔미지황환을 사용한다.

실열(實熱) sthenic heat
몸의 열에너지가 과잉된 상태. 밖에서부터의 열사(熱邪) 침습, 스트레스, 식습관 불균형에 의한 열 발생 등의 증후. 황련해독탕, 가미소요산, 도핵승기탕 등의 적응증이 된다. ⇔ 허열(虛熱)

실증(實證) excess pattern(syndrome)
질병의 기세(사기〈邪氣〉)에 대한 신

체 저항력(정기〈正氣〉)이 강한 상태. 정기가 충분히 강하면 약한 사기가 오더라도 질병에 걸리지 않지만, 강한 사기가 오면 정기와 사기가 격하게 싸우면서 질병에 걸리게 된다. 중의학에서는 양의 과잉이나 정체, 기능의 과항진상태를 실증이라 부른다. ⇔ 허증(虛證)

심신일여(心身一如) harmony between body and mind
'몸과 신체는 하나'라는 한방의학의 개념. 마음과 신체는 서로 강하게 영향을 주기 때문에 각각을 떼어내서 치료하는 것은 불가능하며, 심신 전체의 조화를 도모하는 것이 한방치료의 기본이다.

심하(心下) epigastrium
구미(鳩尾) 부근이다. 비위(脾胃)가 존재하는 중초(中焦, 삼초〈三焦〉 중 하나) 부위에 해당한다. 명치부이다.

심하비경(心下痞硬) epigastric discomfort and resistance
구미(鳩尾) 부근이 막힌 것 같은 자각증상을 심하비(心下痞)라고 한다. 여기에 저항과 압통이 있으면 심하비경이라고 하며, 인삼탕이나 반하사심탕 적응증이 된다.

[아]

양명병(陽明病) yang ming disease, late yang stage pattern
육병위(六病位, 삼음삼양〈三陰三陽〉) 중 하나. 양명병의 경우, 양병(陽病)이 가장 명확하며, 위장계의 염증이 심하고, 질병의 증상이 가장 격심하게 나타난다.

양증(陽證) yang pattern(syndrome)
음양(陰陽)은 병태(염증반응의 강약)와 체질(기초대사의 성쇠) 2가지 척도가 있다. 급성기에는 염증반응이 현저한 것을 양이라고 한다. 만성기에는 기초대사가 풍부하며, 기초체온이 높은 것을 양이라고 한다. 양증이란 전신대사가 풍부하여 기초체온이 높아진 상태이다.

양허(陽虛) yang deficiency
몸을 따뜻하게 하는 양기가 부족해진 상태. ⇔ 음허(陰虛)

어혈(瘀血) blood stasis
혈(血)의 흐름에 장애가 발생하는 병태. 미세순환장애. 자각증상으로 불면이나 기면, 정신불안, 안면 발작적 홍조, 근육통, 요통 등이 나타날 수 있다. 타각소견으로 안면색소 침착이나 다크써클, 점막의 암적자색화, 모세혈관확장(세락), 월경이상, 제방압통(臍傍壓痛), 하복부압통, 치질 등이 나타날 수 있다. 구어혈제(계지복령환, 도핵승기탕, 치타박일방 등)를 적용한다.

열증(熱證) heat pattern(syndrome)
신체의 달아오름이나 열감, 안면홍조 등 열성(熱性) 증상을 보이는 것.

오열(惡熱) aversion to heat
불쾌한 열을 느끼는 것. 고열이 거의 일정 상태로 지속되는 상태. 오한은 전혀 느끼지 않음. 양명병기(陽明病期)에서 나타난다. ⇔ 오한(惡寒)

오장론(五臟論) five viscera theory

오장(五臟)이란 간(肝), 심(心), 비(脾), 폐(肺), 신(腎)을 가리킨다. 심포(心包)를 추가하여 육장(六臟)이라고 하기도 한다. 장(臟)이란 해부학적 장기 그 자체가 아니라 정(精), 기(氣), 혈(血)을 저장한다는 기능의 총칭으로, 실질장기를 가리킨다. 또한 부(腑)란 정(精), 기(氣), 혈(血)을 움직이는 작용을 하는 관강장기이다. 육부(六腑, 담〈膽〉, 소장〈小腸〉, 위〈胃〉, 대장〈大腸〉, 방광〈膀胱〉, 삼초〈三焦〉)로 나눠진다.

오풍(惡風) aversion to wind

바람을 맞으면 한기를 느낀다. 오한(惡寒)이 오풍 보다 중증. 태양병기(太陽病期)에 나타난다.

오한(惡寒) aversion to cold

자각증상으로 한기를 느낀다. 바람을 맞는 것과는 관계없이 일어난다. 오한이 오풍(惡風)보다 중증. 태양병기(太陽病期)에 나타난다.

오행(五行) five elements

만물은 목(木), 화(火), 토(土), 금(金), 수(水) 5종류의 원소(元素)로 구성된다는 개념. 오행은 상생(相生) (순으로 서로를 길러감)과 상극(相剋) (상대를 억눌러 감)의 관계성이 있다.

온리(溫裏) warming interior

체내 냉증을 개선하는 방법. 대사기능저하(양허〈陽虛〉)에 의한 냉증, 또는 냉방이나 한랭한 기온, 차가운 음료 등에 의해 발생한 냉증에 대처하는 치료법. 특히 위장의 냉증에 대한 치료를 온중(溫中, 온비위〈溫脾胃〉), 사지냉증에 대한 치료를 온경(溫經)이라고 하며, 쇼크 상태 같은 사지궐랭을 개선하는 것을 회양(回陽)이라 한다.

온병(溫病) acute febrile disease

온열사(溫熱邪)를 감수(感受)하여 발병. 초기부터 갈증 같은 탈수증상을 보임. ⇔ 상한(傷寒)

완곡하리(完穀下痢) undigested food diarrhea

음식물이 소화되지 않은 채 나오는 설사.

왕래한열(往來寒熱) alternating chills and fever

오한과 발열이 교대로 오거나 열이 올랐다 내렸다 하는 열형(이장열). 소양병기(少陽病期, 반표반리〈半表半裏〉) 열로 시호제의 적응증이다.

위내정수(胃內停水) fluid retention in stomach(splashing sound in epigastric region)

진수음(振水音, 명치부를 울리는 물소리)이 들리는 것. 허증(虛證)에서 나타난다. 육군자탕, 인삼탕, 복령음, 진무탕 반하백출천마탕 등을 적용한다. 위부진수음(胃部振水音), 심와부진수음(心窩部振水音)과 같은 의미.

유경(柔痙) sweating convulsion, localized spastic disease

경병(痙病) 중에서 발한(發汗)이 있으며 오한(惡寒)하지 않는 병상(病狀). 국소형 파상풍에 해당한다.

육병위(六病位) six stage pattern

한방의학의 병태인식 중 하나. 발열

성 질환의 진행과정을 태양병(太陽病), 소양병(少陽病), 양명병(陽明病), 태음병(太陰病), 소음병(少陰病), 궐음병(厥陰病) 6가지 병기로 나눈 것이다.

음증(陰證) yin pattern(syndrome)
음양(陰陽)은 병태(염증반응의 강약)와 체질(기초대사의 성쇠) 2가지 척도가 있다. 급성기에는 염증반응이 약한 것을 음이라고 한다. 만성기에는 기초대사가 쇠약하여 기초체온이 저하된 것을 음이라고 한다. 음증이란 기초대사가 쇠하여 기초체온이 낮아진 상태이다.

음허(陰虛) yin deficiency
음(陰), 음액(陰液, 혈〈血〉과 수〈水〉)이 부족한 상태. 신체 구성성분 중, 액체성분이 부족하면 소모, 건조상태가 된다. ⇔ 양허(陽虛)

이급후중(裏急後重) tenesmus
변의(便意)가 계속 있는데도 배변은 되지 않는 상태이다. 또는 변의는 있어도 소량만 나오고, 여러 차례 변의가 지속되는 상태이다. 이급(裏急)이란 복리급통(腹裏急痛)의 약자로 배변 전 복통이 있고 변의가 급박한 것, 후중(後重)이란 항중(肛重)의 의미로 여러차례 변의를 느끼면서 항문부에 고통을 느끼는 것을 말한다.

이기(理氣) regulating qi
기(氣)를 순환시켜 기체(氣滯), 기역(氣逆), 기허(氣虛)를 치료하는 것. 이기작용(理氣作用)이 있는 약재로는 사인, 후박, 지실, 진피, 향부자, 목향, 시호 등이 있다. 이 약재 위주

의 한방약을 이기제라고 부른다.

이변(二便) feces and urine
대소변

이수(利水) modulating hydrostasis
수체(水滯)에 의한 병상(病狀)을 개선시키는 것. 이뇨제와는 다르며, 탈수 시에는 약을 투여하더라도 소변량이 늘지 않는다.

이열(裏熱) interior heat
이(裏, 체내)에 열(熱)이 있는 상태. 위장실열(胃腸實熱), 폐위실열(肺胃實熱), 간담울열(肝膽鬱熱)이 여기 해당한다. 갈증이나 변비 등의 증상이 있다. 양명병기(陽明病期)에 나타나며, 청열법(淸熱法)을 쓴다.

이증(裏證) internal pattern(syndrome)
표(表)란 체표부이며, 이(裏)란 신체내부의 장기, 소화기를 가리킨다. '이'에 나타나는 증상을 이증이라 부른다.

이질(痢疾) acute diarrhea
양(陽)의 설사. 증상이 극심한 급성, 염증성 설사. 이급후중(裏急後重)을 동반. 세균성, 바이러스성, 식중독에 의한 것. 오령산, 위령탕이 제1선택약이다. ⇔ 설사(泄瀉)

이한(裏寒) interior cold
이(裏, 체내)에 한(寒)이 있는 상태. 내장기능이 저하된 장부한증(臟腑寒證).

인중자련(咽中炙臠) foreign body sensation in the throat
인후의 막힌 느낌(구운 고기조각이 인후에 달라붙은 느낌). 매핵기(梅

核氣)와 같은 의미. 히스테리구, 인
후두이상감각증. 흉체(胸滯, 흉부
에 기〈氣〉가 체〈滯〉함)의 특징적인
증상. 이기제인 반하후박탕의 적응
증이 된다.

인후감기 common cold with sore
throat
인후통(인후가 까끌까끌)을 위주
로 하는 감기. 일반적으로 오한없이
인후통으로 시작하는 감기는 온병
(溫病)이라 생각한다. 하지만, 인후
는 족소음신경(足少陰腎經)에 해
당하며, 스트레스 등에 의해 일시적
으로 양기감쇠(陽氣減衰)하면 외사
(外邪)가 소음경(少陰經)에 들어와
인후통을 일으키게 된다. 이런 경우
마황부자세신탕을 적용한다.

일관당(一貫堂) Ikkando
모리 도하쿠(1867–1931)의 일관당
요원(一貫堂療院)에서 유래하였으
며, 그 학풍을 가리킨다. 일관당의
학. 일관당의학의 특색은 삼대증(三
大證) 분류(어혈증체질〈瘀血證體
質〉, 장독증체질〈臟毒證體質〉, 해
독증체질〈解毒證體質〉)와 다섯처
방 운용법(五處方 運用法)이다.
어혈증체질에는 통도산, 장독증체질
에는 방풍통성산, 해독증체질에는
시호청간탕, 형개연교탕, 용담사간
탕을 연령에 맞춰 사용해간다.

〔자〕

자윤(滋潤) replenishing moisture
조증(燥證)을 치료하는 방법. 맥문
동탕을 사용한다.

자음(滋陰) nourishing yin

음허(陰虛) 병태에 음(陰)을 보하는
치료법이다.

자한(自汗) spontaneous sweating
안정하고 있더라도 땀이 질금질금
나온다. 기허(氣虛)에서 나타난다.

장옹(腸癰) intestinal abscess
소화관의 화농성질환. 충수염, 맹
장염 등.

정(精) essence of life
생명 근본물질. 기(氣)나 혈(血)에
변화를 일으켜 성장, 노화, 생식,
죽음에 직접 관여한다. 신(腎)에 저
장되어 있다. 신정(腎精)과 같은 의
미.

정기(正氣) healthy qi, vital energy
질병의 회복이나 자기회복에 관계된
다양한 요인을 인식하기 위한 개념.
신체 저항력. ⇔ 사기(邪氣)

정기(精氣) vital essence
신정(腎精)과 신(腎)에서 생성된 기
(氣).

제상계(臍上悸) brisk pulsation in the
supraumbilical region
배꼽 윗쪽에서 복부대동맥 박동이
항진되어 촉지되는 상태. 제하(臍
下), 심하(心下)에 나타나는 것도 포
함하면 신경질이나 허증(虛證)에
많이 나타난다.

조열(潮熱) tidal fever
조수(潮水)가 차오르듯 전신에 몰
려오는 열. 고열은 지속되나, 만조
가 다가오듯 저녁부터 더욱 상승하
고, 날이 밝아올 즈음에 내려간다.
오한은 전혀 느껴지지 않는다. 양명
병기(陽明病期)에 나타난다. 승기
탕 적응증이다.

중풍(中風) acute febrile disease of moderate severity, wind impact
상한론(傷寒論)에서는 감기 같은 경증 열병. 자한(自汗)과 맥완(脈緩)이 특징적.

증(證) pattern(syndrome, indication, state, diagnosis, physical findings, interpretation)
질병의 증상. 또는 한방적 진단과 치료법.

진액(津液) bodily fluid
체액.

[ㅊ]

청열(淸熱) clearing heat
내부열을 식힌다. 실제로는 열을 식히는 작용이 있는 약재를 사용하여 열병을 치료한다. 주요 약재로는 황련, 황금, 황백, 산치자, 석고, 지모, 용담초, 목단피, 지골피 등이 있다. 체표열을 식힐 때는 해열(解熱)한다고 한다.

청열이습(淸熱利濕) removing heat and dampness
한랭성 약물을 사용하여, 습(濕)이나 열사(熱邪, 발열 구토 설사 소변불리 복창)를 제거하는 치료법. 청열화습(淸熱化濕)이라고도 한다.

청해(淸解) cooling-relieving therapy
열성병 치료법 중 하나. 청열해표(淸熱解表), 청열해독(淸熱解毒), 청열해서(淸熱解暑) 등이 있다.

치흔(齒痕) tooth marks on tongue
혀에 나타나는 치아 압박흔. 수체(水滯)나 기허(氣虛)에서 나타난다.

탄산(呑酸) acid reflux
신물이 올라오는 것.

태양병(太陽病) tai yang disease, early yang stage pattern
육병위(六病位, 삼음삼양〈三陰三陽〉) 중 하나. 태양병(太陽病)은 양병(陽病)의 시작으로 오한, 발열, 두통을 동반하며 신체의 표(表)에 열이 나타난다.

태음병(太陰病) tai yin disease, early yin stage pattern
육병위(六病位, 삼음삼양〈三陰三陽〉) 중 하나. 태음병(太陰病)은 음병(陰病)의 시작으로 위장계 냉증이 나타난다.

[ㅍ]

표증(表證) exterior pattern(syndrome)
표(表)란 체표이며, 이(裏)란 신체 내부의 장기, 소화기를 가리킨다. 표에 나타나는 증상을 표증이라 부른다.

표치(標治) symptomatic therapy
일시적 또는 지속적 완해(緩解)를 목적으로 하는 대증요법. 단점교정법.

[ㅎ]

한열(寒熱) cold and heat
한방고유 병태개념으로 질병의 성질을 판단하는 기준. 전신이나 손발의 냉증, 냉감, 냉증에 의한 통증 등 한성(寒性) 증상을 보이는 것을 한증(寒證), 신체의 번열감이나 열감,

안면홍조 등 열성(熱性) 증상을 보이는 것을 열증(熱證)이라고 한다. 모두 체온의 상승 또는 저하를 의미하는 것은 아니다.

한증(寒證) cold pattern(syndrome)
전신이나 손발의 냉증, 냉감, 냉증에 의한 통증 등 한성(寒性)증상을 보이는 것. ⇔ 열증(熱證)

합방(合方) concomitant administration
증(證)이 병존할 경우 2종류 이상의 처방을 함께 사용한다. 중복되는 약재는 많은 쪽 분량으로 사용한다.

합병(合病) combination disease
1가지 병사(病邪)가 복수의 병위(病位, 육병위〈六病位〉 각각의 병기)에 있는 상태. 어느 부위의 병세가 심하면 다른 부위에 영향을 주어 동시에 복수의 병기 증상이 나타난다(직렬형). 태양병+소양병, 태양병+양명병, 소양병+양명병, 태양병+소양병+양명병 등.

해열(解熱) relieving fever, clearing external heat
체표열을 식힌다. 한방의학에서는 내부열을 식히는 경우 청열(淸熱)이라고 하여, 따로 구분하여 부르고 있다.

해표(解表) relieving superficies syndrome, diaphoresis
발한(發汗)을 통해 기표(肌表)에 있는 사기(邪氣)를 내좇는 치료법.

허실협잡(虛實挾雜) tangled deficiency and excess
허증(虛證)과 실증(實證)이 섞여 있는 상태.

허열(虛熱) asthenic heat
음액부족(陰液不足)으로 일어나는 발열. 음기(陰氣)가 결여되어 상대적으로 양기(陽氣)가 과잉되어 발열하는 것인데, 실열(實熱)이 아니므로 음액(陰液)을 보충한다(자음〈滋陰〉). ⇔ 실열(實熱)

허증(虛證) deficiency pattern
질병의 기세(사기〈邪氣〉)에 비해 신체 저항력(정기〈正氣〉)이 약한 상태. 정기가 쇠약해지면 약한 사기만 있더라도 질병에 걸리게 된다. ⇔ 실증(實證)

혈허(血虛) blood deficiency
혈의 양에 부족이 생긴 병태. 자각증상으로 집중력 저하, 불면, 수면장애, 탈모, 안구피로, 피부건조와 거침, 손톱 갈라짐, 장딴지 쥐남, 지각이상, 과소월경, 월경불순 등이 나타난다. 타각소견으로 안색불량과 피부고조(皮膚枯燥), 복직근연급이 나타난다. 사물탕 같은 보혈제를 사용한다.

화제국방(和劑局方) Heji Jufang
대관년간(大觀年間, 1107-1110) 송(宋) 태의국(太醫局)에서 발행한 의약품 처방집의 명칭. 『태평혜민화제국방(太平惠民和劑局方)』(1151)을 가리키는 경우도 있다.

화해(和解) detoxification
장부기능을 조화시켜 병사(病邪)를 제거한다. 반표반리(半表半裏), 소양병(少陽病)의 치료법으로 시호제를 사용한다.

활혈지통(活血止痛) invigorating blood circulation and relieving pain
혈(血)을 순환시켜 진통한다는 의미.

회양(回陽) reviving yang
양기(陽氣)를 회복시켜 망양(亡陽, 체내 냉증)을 치료하는 방법. 쇼크 상태 같은 사지궐랭을 개선한다.

흉협고만(胸脇苦滿) hypochondriac discomfort and distension
계늑부(季肋部)에서 협복(脇腹)이 팽만하며 압박감이 있어 괴로운 상태. 이 부분을 눌러 압력을 가하면 저항과 압통을 호소한다. 흉협고만은 호흡기~상부소화기 염증의 체성반사에 의한 것으로 여겨지고 있다. 시호제의 적응증이 된다.

역자후기

응급의학과 집중치료의학 분야의 권위자 '나카에 하지메' 선생의 책을 번역하여 여러분께 소개합니다. 이 책은 저자 약력에서 볼 수 있듯 평생을 응급의학(일본에서는 구급의학)과 중환자 케어를 담당하는 집중치료의학을 연구하고, 여기에 한방치료를 접목해 온 나카에 선생의 정수(精髓)가 담긴 책이라 할 수 있습니다. 언뜻 보기에 너무도 간단하고, 간략해 보이지만 참고문헌을 보시면 다양한 근거문헌과 한 분야 전문가의 경험이 결합되어 만들어진 '에센스' 같은 내용으로 알찬 구성을 가지고 있습니다.

응급외래, 중환자실케어, 재난 시 의료체계 속에서 한방의학이 어떠한 역할을 담당해 왔는지가 고스란히 실려 있습니다. 이를 본받아 한국의료체계 속에서 우리 한의의료가 어떤 역할을 해갈지 생각해 볼 수 있는 계기가 되길 바랍니다.

사실, 국내에서는 실질적으로 '한의응급의학'이 자리 잡고 있지 못하고 있는 것이 현실입니다. 하지만 그것이 한의응급의료를 제도적으로 제한한 탓임은 누구도 부인할 수 없습니다.

정부육성정책 상, 한의약육성발전종합계획 내 한의응급의료는 빠져 있고, 응급의료기본계획에도 한의사는 배제되어 있습니다. 법률과 제도 측면에서도 마찬가지입니다. 응급의료에 관한 법률에는 한의사가 배제되다시피 되어 있고, 응급의료에 관한 법률 시행규칙에 역시 한의 의료서비스는 배제되다시피 합니다. 더구나 '응급의료에 관한 법률 제 6장'에 등장하는 응급의료기관 지정에 관한 법이 제정된 후, 해당 요건을 갖추지 못하면 "한방응급실"이라는 명칭의 진료시설을 개설할 수 없게 되었습니다.

한방병원 중 해당 요건을 만족시킬 수 있는 기관은 사실상 없다고 볼 수 있으며, 이를 계기로 한의응급의료는 실종되다 시피한 것이 우리의 현실입니다.

하지만 나카에 하지메 선생의 이 서적은 이것이 단순 제도의 문제일 뿐, 우리 전통동양의학의 한계가 아님을 간접적으로 보여줍니다. 응급실에 내원하는 대부분의 문제에 한방약을 활용할 수 있고, 유효성을 갖추고 있음을 이 책이 보여주고 있습니다.

이 책의 내용이 국내 한의사들에게 전해져 더 나은 '한의응급의료체계' 구축을 해 가는 밑거름이 되길 희망합니다.

이런 책을 국내에 번역할 수 있다는 것은 '지식전달자'라는 업(業)을 가진 대학교수로서 큰 흥미가 아닐 수 없습니다. 또한 해준 동료가 있어 너무도 기쁘게 작업을 할 수 있었습니다. 공역자로 역할을 해 준 후

배 이한결 선생에게 감사의 말을 전합니다. 공중보건한의사로서 조금은 여유를 즐길 수도 있으나, 시간을 쪼개 일본어를 공부했고, 그 결과 이번 작업을 함께 할 수 있었습니다. 또한 함께 작업하는 맛을 깨우쳐 주셨으며 일본한방의학에 대한 공부의 길을 열어주신 은사 조기호 교수님께 감사드립니다. 이외, 작업하는 책마다 조언 아끼지 않아주시는 경희대학교 한방병원 중풍뇌질환센터장 문상관 교수님, 순환신경내과과장 정우상 교수님께도 감사드립니다. 이 책의 기획부터 편집, 출판의 전 과정을 맡아주신 청홍 최봉규 대표님께도 감사드립니다. 마지막으로 항상 일에 몰두해 있는 가장에게 응원을 아끼지 않는 아내와 아들에게도 감사인사를 올립니다.

2020년 9월

코로나19의 소용돌이 속에서

역자대표 권승원

저자 약력

나카에 하지메

아키타대학대학원 의학계연구과 의학전공 병태제어의학계 구급·집중치료의학강좌 교수

학력, 경력————1989년　나라현립의과대학졸업
1989년　오사카대학 의학부 부속병원 특수구급부
1990년　사이세이회 가나가와현병원 외과
1992년　이와테의과대학 고차구급센터
1995년　오사카대학 의학부 부속병원 특수구급부
1996년　St. Louis Univ. Dep. of Anesthesiology: visiting assistant
　　　　research professor
1997년　아키타대학 의학부 구급의학
2003년　Prince of Wales Hospital: research fellow (문부과학성 재외연구원)
2004년　아키타대학 의학부 통합의학강좌 구급집중치료의학분야 조교수
2008년　아키타대학 의학부 부속병원 한방외래장(겸임)
2015년　아키타대학대학원 의학계연구과 의학전공 병태제어의학계 구급집중
　　　　치료의학강좌 교수
　　　　아키타대학 의학부 부속병원 구급부부장(겸임)
　　　　아키타대학 의학부 부속병원 집중치료부부장(겸임)
　　　　현재에 이름

자격————일본구급의학회 전문의, 지도의
일본집중치료의학회 집중치료전문의
일본동양의학회 한방전문의, 지도의
일본정형외과학회 전문의
일본화상학회 전문의
일본외상전문의
일본DMAT(총괄DMAT)

학회————일본구급의학(평의원)
일본임상구급의학회(평의원)
일본외상학회(평의원)
일본동양의학회(대의원)
일본성분채집술학회(이사)

위원————아키타현 의사회 구급재해의료대책위원회 위원장
아키타현 메디컬콘트롤협의회 위원회장

역자 약력

권승원

경희대학교 한의과대학 한의학과 순환신경내과학교실 조교수, 한방내과전문의

이한결

한방내과전문의

응급질환 한방진료 매뉴얼

2020년 10월 15일 1판 1쇄 발행

지은이   나카에 하지메
옮긴이   권승원 이한결

발행인   최봉규
발행처   청홍(지상사)
출판등록   1999년 1월 27일 제2017-000074호

주소   서울 용산구 효창원로64길 6(효창동) 일진빌딩 2층
우편번호   04317
전화번호   02)3453-6111 팩시밀리   02)3452-1440
홈페이지   www.cheonghong.com
이메일   jhj-9020@hanmail.net

이 도서의 국립중앙도서관 출판시도서목록(CIP)은 e-CIP홈페이지(http://www.nl.go.kr/ecip)와
국가자료공동목록시스템(http://www.nl.go.kr/kolisnet)에서 이용하실 수 있습니다.
(CIP제어번호: CIP2020038399)

*잘못 만들어진 책은 구입처에서 교환해 드리며, 책값은 뒤표지에 있습니다.

내과 한방진료

이와사키 코우 노가미 타츠야 요시자와 마사키 | 권승원

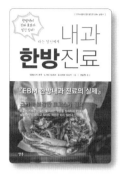

이 책은 되도록 최신 근거를 소개하면서도 실제 진료는 주로 경험론으로 구성했다. 저자 스스로의 경험이 기본이나 이번에는 《야마모토 이와오의 임상한방》에 큰 신세를 졌다고 했다. 한방 명의나 한방을 서양의학의 언어로 이해하는 독자적인 길을 걸었기 때문이다.

값 28,000원 신국판(153*225) 162쪽
ISBN978-89-90116-01-7 2020/7 발행

현대 임상 온병학

張之文 楊宇 | 대한한의감염병학회

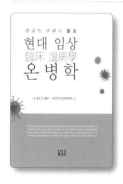

이 책은 역대 의학자들의 감염성 질병 관련 학술이론과 질병치료 경험을 계승 발굴하고 현대 임상치료 중 얻은 새로운 경험과 지식을 결합하여, 감염성 질병의 변증론치와 이법방약을 체계적으로 기술함으로써 현대 감염성 질병의 치료를 효과적으로 이끌어 나가는 데 있다.

값 95,000원 사륙배판(188*257) 1120쪽
ISBN978-89-90116-57-4 2013/12 발행

한의학 입문

주춘차이 | 정창현 백유상 장우창

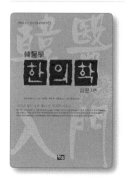

한의학만큼 오랜 역사 속에서 자신의 전통을 유지하면서 지금까지 현실에 실용적으로 쓰이고 있는 학문 분야는 많지 않다. 지난 수천 년의 시간 속에서도 원형의 모습을 고스란히 간직하면서 동시에 치열한 임상 치료의 과정 중에서 새로운 기술을 창발 또는 외부로부터 받아들였다.

값 22,000원 사륙배판변형(170*240) 352쪽
ISBN978-89-90116-26-0 2007/2 발행

플로차트 한약치료

니미 마사노리 | 권승원

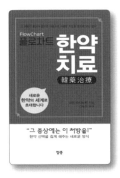

이 책은 저자의 의도가 단순하다. 일단 실제 임상에서 정말로 한약을 사용할 수 있게 하기 위한 입문서다. 그래서 한의학 이론도 한의학 용어도 일절 사용하지 않았다. 서양의학 치료로 난관에 부딪힌 상황을 한약으로 한번쯤 타계해 보자는 식의 사고방식이다.

값 17,700원 사륙변형판(112*184) 240쪽
ISBN978-89-90116-77-2 2017/8 발행

플로차트 한약치료2

니미 마사노리 | 권승원

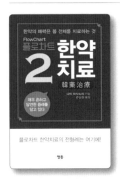

기본 처방에 해당되는 것을 사용하면 될 것을 더 좋은 처방이 없는지 고민한다. 선후배들이 그런 일로 일상 진료에 고통을 받는 것을 자주 목격했다. 2권은 바로 매우 흔하고, 당연한 증례를 담고 있다. 1권을 통해 당연한 상황에 바로 낼 수 있는 처방이 제시되었다.

값 19,500원 사륙변형판(120*188) 256쪽
ISBN978-89-90116-87-1 2019/2 발행

한방내과 임상 콘퍼런스

오노 슈지 | 권승원

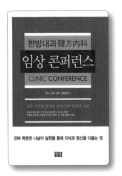

한방의학은 이 종합진료과와 유사한 의료 진단 치료 행위를 가지고 있다. 여러 질환이 병존하여 특정 전문진료과 만으로 대응하기 어려울 때 이 종합진료과가 존재 의의를 가지기 때문이다. 또한 종합진료과는 '불명열'처럼 원인을 잘 모르는 질병 치료에 장점이 있다.

값 28,000원 국판(150*210) 334쪽
ISBN978-89-90116-80-2 2018/4 발행

공복 **최고의 약**

아오키 아츠시 | 이주관 이진원

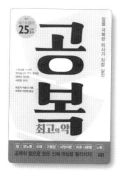

저자는 생활습관병 환자의 치료를 통해 얻은 경험과 지식을 바탕으로 다음과 같은 고민을 하게 되었다. "어떤 식사를 해야 가장 무리 없이, 스트레스를 받지 않으며 질병을 멀리할 수 있을까?" 그 결과, 도달한 답이 '공복'의 힘을 활용하는 방법이었다.

값 14,800원 국판(148*210) 208쪽
ISBN978-89-90116-00-0 2019/11 발행

영양제 처방을 말하다

미야자와 겐지 | 김민정

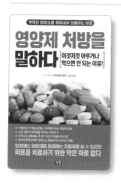

인간은 종속영양생물이며, 영양이 없이는 살아갈 수 없다. 그렇기 때문에 영양소가 과부족인 원인을 밝혀내다 보면 어느 곳의 대사회로가 멈춰 있는지 찾아낼 수 있다. 영양소에 대한 정보를 충분히 활용하여 멈춰 있는 회로를 다각도에서 접근하여 개선하는 것에 있다.

값 14,000원 국판(148*210) 208쪽
ISBN978-89-90116-05-5 2020/2 발행

암을 스스로 치료하고 싶은 사람을 위한 셀프케어 실천 노트

노모토 아츠시 | 정승욱

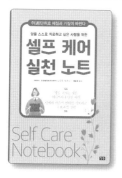

저자의 어머니는 36년이라는 오랜 기간에 걸쳐 '유방암' '담관암' '위암' '간암'이라는 네 가지 암을 경험했다. 스스로의 치유력을 믿고 가족과 협력하여 세 개의 암을 극복해냈다. 네 번째 암인 간암은 첫 유방암 수술 당시 수혈로 감염된 C형 간염이었다. 그런데 40년 가까이 지나면서…

값 12,300원 신국판(153*225) 128쪽
ISBN978-89-90116-03-1 2020/6 발행

한의학 교실

네모토 유키오 | 장은정 이주관

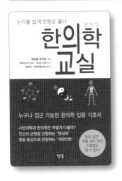

한의학의 기본 개념에는 기와 음양론 오행설이 있다. 기라는 말은 기운 기력 끈기 등과 같이 인간의 마음 상태나 건강 상태를 나타내는 여러 가지 말에 사용되고 있다. 행동에도 기가 관련되어 있다. 무언가를 하려면 일단 하고 싶은 기분이 들어야한다.

값 16,500원 신국판(153*224) 256쪽
ISBN978-89-90116-95-6 2019/9 발행

치매 걸린 뇌도 좋아지는 두뇌 체조

가와시마 류타 | 오시연

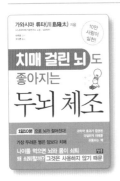

이 책을 집어 든 여러분도 '어쩔 수 없는 일'이라고 받아들이는 한편으로 해가 갈수록 심해지는 이 현상을 그냥 둬도 될지 불안해 할 것이다. 요즘 가장 두려운 병은 암보다 치매라고 한다. 치매, 또는 인지증(認知症)이라고 불리는 이 병은 뇌세포가 죽거나 활동이 둔화하여 발생한다.

값 12,800원 신국판변형(153*210) 120쪽
ISBN978-89-90116-84-0 2018/11 발행

치매 걸린 뇌도 좋아지는 두뇌 체조 드릴drill

가와시마 류타 | 이주관 오시연

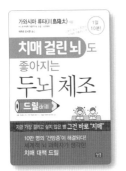

너무 어려운 문제에도 활발하게 반응하지 않는다. 단순한 숫자나 기호를 이용하여 적당히 어려운 계산과 암기 문제를 최대한 빨리 푸는 것이 뇌를 가장 활성화한다. 나이를 먹는다는 것은 '나'라는 역사를 쌓아가는 행위이며 본래 인간으로서의 발달과 성장을 촉진하는 것이다.

값 12,800원 신국판변형(153*210) 128쪽
ISBN978-89-90116-97-0 2019/10 발행

간단 한방처방

니미 마사노리 | 권승원

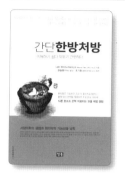

과학이 발전하고 진보했어도 과거 한의학의 지혜나 예술적인 지혜를 아직 수치
화할 수 없다. 서양의학적인 진료에서는 환자를 보지 않고 검사치나 진단리포
트를 보는 경우가 많다. 저자는 체험을 통하여 아주 논리적으로 한의학은 좋은
양생 중에 하나라는 것을 납득시키는 책이다.

값 18,000원 신국판(153*225) 200쪽
ISBN978-89-90116-64-2 2015/1 발행

간단 한방철칙

니미 마사노리 | 권승원

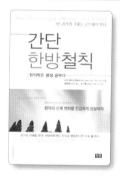

저자는 복용하던 양약은 부디 끊지 마라. 그렇지 않으면 증상이 악화되었을 때,
한방처방이 악영향을 미친 것인지, 양약 중단이 증상을 악화시킨 것인지 판단
할 수 없다는 것이다. 한약과 양약 그리고 한방의 소소한 이야기 195가지를 아
주 쉽게 풀어 쓴 책이다.

값 18,000원 신국판(153*225) 221쪽
ISBN978-89-90116-68-0 2015/10 발행

고령자 한방진료

이와사키 코우 외2 | 권승원

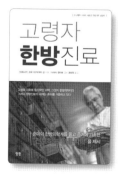

서양의학의 사고방식과 우열을 비교하거나 서로 공존할 수 없는 것이라고 생각
하지 않는다. 그렇지만 한방진료의 미래에도 이 책이 매우 중요한 역할을 하리
라 생각된다. 고령자 한방진료는 최첨단 서양의학을 공부해 온 독자 여러분들
이 이 책을 꼭 읽어보면 좋겠다.

값 18,500원 신국판(153*225) 176쪽
ISBN978-89-90116-83-3 2018/10 발행

경락경혈 피로 처방전

후나미즈 타카히로 | 권승원

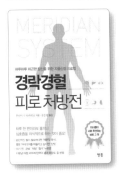

경락에는 몸을 종으로 흐르는 큰 경맥과 경맥에서 갈려져 횡으로 주행하는 낙맥이 있다. 또한 경맥에는 정경이라는 장부와 깊은 관련성을 가지는 중요한 12개의 경락이 있다. 장부란 한의학에서 생각하는 몸의 기능을 각 신체 장기에 적용시킨 것이다.

값 15,400원　국판(148*210)　224쪽
ISBN978-89-90116-94-9　2019/9 발행

脈診術 맥진술

오사다 유미에 | 이주관 전지혜

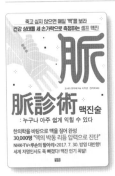

사람들이 일상생활 속에서 스스로 혈류 상태를 확인할 수 있는 단 한 가지 방법이 있다. 그것은 바로 '맥진'이다. 맥진으로 맥이 빠른지 느린지, 강한지 약한지 또는 깊은지 얕은지를 알 수 있다. 이 책의 목적은 맥진으로 정보를 읽어 들이는 방법을 소개한 책이다.

값 14,700원　국판(148*210)　192쪽
ISBN978-89-90116-07-9 2019/9 발행

만지면 알 수 있는 복진 입문

히라지 하루미 | 이주관 장은정

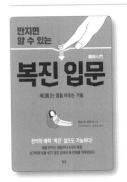

한약을 복용하는 것만이 '한의학'은 아니다. 오히려 그에 앞선 진단과 그 진단에 대한 셀프케어에 해당하는 양생이 매우 중요하다. 이러한 한의학 진단 기술 중 하나에 해당하는 것이 바로 복진이다. 이 책은 기초부터 복증에 알맞은 한약 처방까지 총망라한 책이다.

값 15,800원　국판(148*210)　216쪽
ISBN978-89-90116-08-6 2019/8 발행

무릎 통증은 뜸을 뜨면 사라진다!

가스야 다이치 | 이주관 이진원

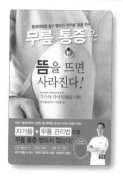

뜸을 뜨면 그 열기가 아픈 무릎을 따뜻하게 하고, 점점 통증을 가라앉게 해 준다. 무릎 주변의 혈자리에 뜸을 뜬 사람들은 대부분 이와 비슷한 느낌을 털어놓는다. 밤에 뜸을 뜨면 잠들 때까지 온기가 지속되어 숙면할 수 있을 뿐 아니라, 다음날 아침에도 몸이 가볍게 느껴진다.

값 13,300원 신국변형판(153*210) 128쪽
ISBN978-89-90116-04-8 2020/4 발행

혈관을 단련시키면 건강해진다

이케타니 토시로 | 권승원

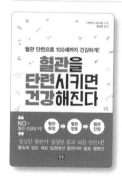

이 책은 단순히 '어떤 운동, 어떤 음식이 혈관 건강에 좋다'를 이야기하지 않는다. 동양의학의 고유 개념인 '미병'에서 출발하여 다른 뭔가 이상한 신체의 불편감이 있다면 혈관이 쇠약해지고 있는 사인임을 인지하길 바란다고 적고 있다. 또한 관리법이 총망라되어 있다.

값 13,700원 사륙판(128*188) 228쪽
ISBN978-89-90116-82-6 2018/6 발행

의사에게 의지하지 않아도 암은 사라진다

우쓰미 사토루 | 이주관 박유미

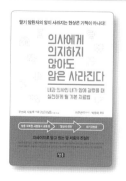

암을 극복한 수많은 환자를 진찰해 본 결과 내가 음식보다 중요시하게 된 것은 자신의 정신이며, 자립성 혹은 자신의 중심축이다. 그리고 왜 암에 걸렸는가 하는 관계성을 이해하는 것이다. 자신의 마음속에 숨어 있는 것이 무엇인지, 그것을 먼저 이해할 필요가 있다.

값 15,300원 국판(148*210) 256쪽
ISBN978-89-90116-88-8 2019/2 발행

얼굴을 보면 숨은 병이 보인다

미우라 나오키 | 이주관 오승민

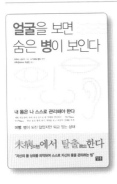

미우라 클리닉 원장인 미우라 나오키 씨는 "이 책을 읽고 보다 많은 사람이 자신의 몸에 관심을 가졌으면 하는 바람입니다. 그리고 이 책이 자신의 몸 상태를 파악하여 스스로 자신의 몸을 관리하는 방법을 배우는 계기가 된다면 이보다 더 큰 기쁨은 없을 것"이라고 했다.

값 13,000원 신국판(153*225) 168쪽
ISBN978-89-90116-85-7 2019/1 발행

예쁜 몸과 아름다운 마음으로 사는 법

스즈키 치세 | 이주관 이진원

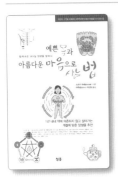

사람이 살아가는 사계절을 이해하여 어떤 대책을 세우는 것이 좋은지 배우는 것이다. '몸'과 '마음'이 무리하지 않게 하는 것을 최우선으로 하면서 복장이나 식사, 생활 스타일 무엇이든 괜찮다. 이 책에서 말하는 황제내경 365일 양생이 예쁜 몸과 아름다운 마음으로 사는 법이다.

값 14,200원 국판(148*210) 256쪽
ISBN978-89-90116-81-9 2018/6 발행

우울증 먹으면서 탈출

오쿠다이라 도모유키 | 이주관 박현아

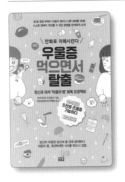

매년 약 1만 명 정도가 심신의 문제가 원인이 되어 자살하고 있다. 정신의학에 영양학적 시점을 도입하는 것이 저자의 라이프워크이다. 음식이나 영양에 관한 국가의 정책이나 지침을 이상적인 방향으로 바꾸고 싶다. 저자 혼자만의 힘으로 이룰 수 없다.

값 14,800원 국판(148*210) 216쪽
ISBN978-89-90116-09-3 2019/7 발행

침구진수 鍼灸眞髓

시로타 분시 | 이주관

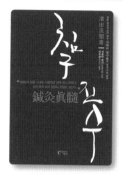

이 책은 선생이 환자 혹은 제자들과 나눈 대화와 그들에게 한 설명까지 모두 실어 침구치료술은 물론 말 한 마디 한 마디에 담겨 있는 사와다 침구법의 치병원리까지 상세히 알 수 있다. 마치 사와다 선생 곁에서 그 침구치료법을 직접 보고 듣는 듯한 생생한 느낌을 받을 수 있을 것이다.

값 23,000원　크라운판(170*240)　240쪽
ISBN978-89-6502-151-3　2012/9 발행

피곤한 몸 살리기

와다 겐타로 | 이주관 오시연

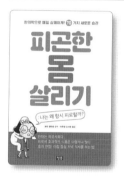

피로를 느낄 때 신속하게 그 피로를 해소하고 몸을 회복시키는 여러 가지 방법을 생활 습관과 심리적 접근법과 함께 다루었다. 또 식생활에 관해 한의학적 지식도 덧붙였다. 여기서 전하는 내용을 빠짐없이 실천할 필요는 없다. 자신이 할 수 있을 만한 것을…

값 13,500원　사륙판(128*188)　216쪽
ISBN978-89-90116-93-2　2019/6 발행

수수께끼 같은 귀막힘병 스스로 치료한다

하기노 히토시 | 이주관 김민정

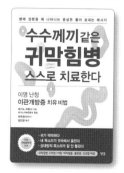

고막 안쪽이 '중이'라고 불리는 공간이다. 중이에는 코로 통하는 가느다란 관이 있는데, 이것이 바로 이관이다. 이관은 열리거나 닫히면서 중이의 공기압을 조절하는 역할을 하는데, 이 이관이 개방되어 있는 상태가 지속되면 생기는 증상이 이관개방증이다.

값 14,000원　국판(148*210)　184쪽
ISBN978-89-90116-92-5　2019/6발행

당뇨병이 좋아진다

미즈노 마사토 | 이주관 / 오승민

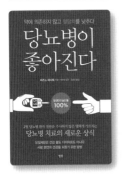

당질제한을 완벽하게 해낸 만큼 그 후의 변화는 매우 극적인 것이었다. 1년에 14kg 감량에 성공했고 간(肝)수치도 정상화되었다. 그뿐만 아니라 악화일로였던 당화혈색소도 기준치 한계였던 5.5%에서 5.2%로 떨어지는 등 완전히 정상화되었다. 변화는 그뿐만이 아니었다.

값 15,200원 국판(148*210) 256쪽
ISBN978-89-90116-91-8 2019/5 발행

약에 의존하지 않고 콜레스테롤 중성지방을 낮추는 방법

나가시마 히사에 | 이주관 이진원

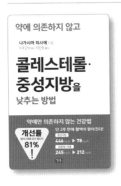

일반적으로 사람들은 콜레스테롤과 중성지방의 수치가 높으면 건강하지 않다는 생각에 낮추려고만 한다. 하지만 혈액 검사에 나오는 성분들은 모두 우리 인간의 몸을 이루고 있는 중요한 구성 물질들이다. 이 책은 일상생활에서 스스로 조절해 나가기 위한 지침서다.

값 13,800원 사륙판(128*188) 245쪽
ISBN978-89-90116-90-1 2019/4 발행

혈압을 낮추는 최강의 방법

와타나베 요시히코 | 이주관 전지혜

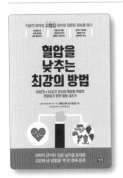

저자는 고혈압 전문의로서 오랜 임상 시험은 물론이고 30년간 자신의 혈압 실측 데이터와 환자들의 실측 데이터 그리고 다양한 연구 논문의 결과를 책에 담았다. 또 직접 자신 혈압을 재왔기 때문에 혈압의 본질도 알 수 있었다. 꼭 읽어보고 실천하여 혈압을 낮추길 바란다.

값 15,000원 국판(148*210) 256쪽
ISBN978-89-90116-89-5 2019/3 발행

그림으로 보는 수진手診

조리명(趙理明) | 이주관 김종석

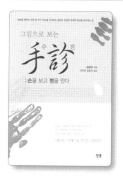

수진단의학은 손의 형태와 손톱 손금 지문 손가락 관절의 문양, 손바닥의 무릎과 단단한 정도, 손바닥의 색 등을 보고 만지고 주무르고 누르고 건드리고 꼬집고 잡아 봄으로써 얻은 정보를 가지고 병세를 진단하는 방법이다. 손톱뿌리 부근에 백색의 월미(月眉)가 없는 것은…

값 43,000원 사륙배판(188*257) 281쪽
ISBN978-89-90116-60-4 2014/6 발행

오운육기의학보감五運六氣醫學寶鑑

김장생(한의학박사)

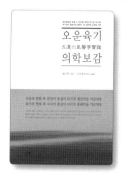

우리나라의 운기의학은 조선시대 영조 때 윤동리의 『초창결草窓訣』을 시원으로 전승되어 오다가, 조원희의 『오운육기의학보감』에 이르러 육십갑자에 따른 운기 방약편으로 실용화되었다. 『오운육기의학보감』은 우리나라 최초의 실용 운기서적이면서, 운기방약의 활용법이 기술되어 있다.

값 60,000원 사륙배판(188*257) 608쪽
ISBN978-89-90116-59-8 2014/6 발행

하지불안증후군

이노우에 유이치 | 권승원

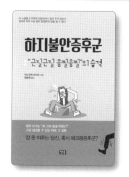

하지불안증후군은 불면과 그로 인한 심한 불안, 우울증, 고혈압 같은 순환기 질환으로 이어질 가능성이 있어 적절한 치료를 받는 것이 매우 중요하다. 이 책은 하지불안증후군의 증상부터 원인, 치료방법, 의료기관에 내원하는 방법까지 상세하게 소개하고 있다.

값 17,000원 신국판(153*225) 140쪽
ISBN978-89-90116-78-9 2017/11 발행

세상에서 가장 쉬운 통계학 입문

고지마 히로유키 | 박주영

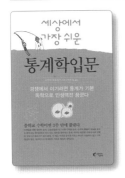

이 책은 복잡한 공식과 기호는 하나도 사용하지 않고 사칙연산과 제곱, 루트 등 중학교 기초수학만으로 통계학의 기초를 확실히 잡아준다. 마케팅을 위한 데이터 분석, 금융상품의 리스크와 수익률 분석, 주식과 환율의 변동률 분석 등 쏟아지는 데이터…

값 12,800원 신국판(153*224) 240쪽
ISBN978-89-90994-00-4 2009/12 발행

세상에서 가장 쉬운 베이즈통계학 입문

고지마 히로유키 | 장은정

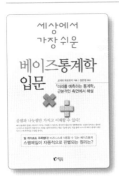

베이즈통계는 인터넷의 보급과 맞물려 비즈니스에 활용되고 있다. 인터넷에서는 고객의 구매 행동이나 검색 행동 이력이 자동으로 수집되는데, 그로부터 고객의 '타입'을 추정하려면 전통적인 통계학보다 베이즈통계를 활용하는 편이 압도적으로 뛰어나기 때문이다.

값 15,500원 신국판(153*224) 300쪽
ISBN978-89-6502-271-8 2017/4 발행

만화로 아주 쉽게 배우는 통계학

고지마 히로유키 | 오시연

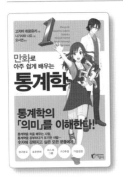

비즈니스에서 통계학은 필수 항목으로 자리 잡았다. 그 배경에는 시장 동향을 과학적으로 판단하기 위해 비즈니스에 마케팅 기법을 도입한 미국 기업들이 많다. 마케팅은 소비자의 선호를 파악하는 것이 가장 중요하다. 마케터는 통계학을 이용하여 시장조사 한다.

값 15,000원 국판(148*210) 256쪽
ISBN978-89-6502-281-7 2018/2 발행

경락경혈 103, 치료혈을 말하다

리즈 | 권승원 김지혜 정재영 한가진

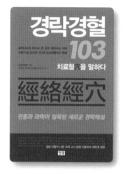

경혈을 제대로 컨트롤하면 일반인들의 건강한 생활을 도모할 수 있음을 정리하였다. 이 책은 2010년에 중국에서 베스트셀러 1위에 올랐을 정도로 호평을 받았다. 저자는 반드시 의사의 힘을 빌릴 것이 아니라 본인 스스로 매일 일상생활에서 응용하여 건강하게 살 수 있다.

값 27,000원 신국판(153*225) 400쪽
ISBN978-89-90116-79-6 2018/1 발행

뇌졸중 재활

미요시 세이도 | 권승원

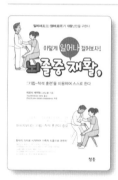

고도의 기술은 뇌졸중 진료에서 중요한 치료이지만, 이런 치료도 마비를 회복시키는 효과는 부족하다. 중요한 것은 급성기 약물치료 및 수술요법과 함께 급성기 재활을 시작하는 것이다. 하지만 충분한 재활을 할 수 있는 급성기 병원은 거의 없는 것이 현실이다.

값 15,500원 신국판(153*225) 204쪽
ISBN978-89-90116-74-1 2016/3 발행

상한금궤 약물사전

伊田喜光 根本幸夫 鳥居塚和生 外 | 김영철

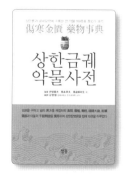

한의학의 주요 원전인 《상한론》과 《금궤요략》의 처방에 사용된 약물 하나하나의 기원, 성분, 별칭, 성질 등을 광범위하게 조사 연구하고, 쓰임새에 따라 정리한 해설서다. 단순한 약물해설서가 아니라 상한금궤 두 고전에 초점을 맞추어 조사한 서적이다.

값 45,000원 사륙배판(188*254) 384쪽
ISBN978-89-90116-39-0 2011/3 발행

상한傷寒, 갈등과 해소의 이론

이정찬

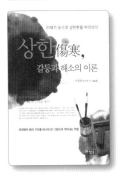

현대적 시각에 맞게 실용적인 새로운 개념을 정립하는 것을 목표로 했으며, 따라서 상한론에 관한 제가설을 떠나서 독자적인 해석을 통해 전체 흐름을 정리하고자 했다. 또한 음양오행이나 영위기혈, 오운육기 등은 비록 황제내경으로부터 출발한 한의학 개념들이지만…

값 55,000원 국전대판(170*240) 752쪽
ISBN978-89-90116-62-8 2014/11 발행

심장 · 혈관 · 혈압 고민을 해결하는 방법

미나미 카즈토모 | 이주관 오시연

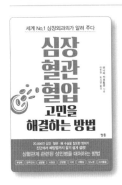

가장 흔한 질병은 고혈압이다. 고혈압 후보까지 합치면 60세 이상 중 절반이 심혈관 질환에 관련된 어떤 증상을 앓고 있다. 저자는 이 책을 심혈관 계통 질환에 시달리는 사람과 그 질환에 걸릴까봐 불안한 사람에게 직접 조언하는 심정으로 썼다고 한다.

값 13,500원 사륙판(128*188) 200쪽
ISBN978-89-90116-06-2 2019/11 발행

한의학의 봄

정우진

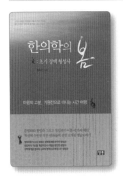

한의학이란 무엇인가라는 질문은 철학적 질문으로써, 이 질문에 답하기 위해서는 한의학의 경계를 넘어서야 한다. 기의 존재론이나 동양의 사유방식과 같은 것들에 의거하지 않고는 한의학이란 무엇인가라는 질문에 답할 수 없다. 또한 특정한 시대정신을 배제하고는 한의학의 시대적…

값 18,000원 신국변형판(153*210) 224쪽
ISBN978-89-90116-67-3 2015/6 발행